PRÉCIS THÉORIQUE ET PRATIQUE

DU MODE D'EMPLOI

DU

PERCHLORURE DE FER LIQUIDE

A L'USAGE

DES HOPITAUX ET DES AMBULANCES MILITAIRES

PARIS. — IMP. VICTOR GOUPY, RUE GARANCIERE, 5.

PRÉCIS THÉORIQUE ET PRATIQUE

DU MODE D'EMPLOI

A L'EXTÉRIEUR ET A L'INTÉRIEUR

DU

PERCHLORURE DE FER LIQUIDE

A L'USAGE

DES HOPITAUX ET DES AMBULANCES MILITAIRES

DANS LE TRAITEMENT DES PLAIES PAR ARMES A FEU

PAR

BURIN DU BUISSON

PHARMACIEN DE 1re CLASSE

Lauréat de l'Académie impériale de Médecine de Paris, dans le concours sur l'action therapeutique du perchlorure de fer.

Membre correspondant de la Société de Medecine et de chirurgie pratiques de Montpellier, de la Societe de Medecine de Nimes, de la Société de Medecine de La Rochelle, de la Societe libre des Pharmaciens de Rouen, de la Societe de Pharmacie de Nimes, de la Societe medicale d'Amiens, de la Société medicale de la Haute Vienne, de la Societe des Belles-Lettres, Sciences et arts de l'Aveyron, et de la Societe impériale de Medecine de Constantinople.

PARIS

LIBRAIRIE DE LA MÉDECINE, DE LA CHIRURGIE ET DE LA PHARMACIE MILITAIRES

VICTOR ROZIER, ÉDITEUR

RUE CHILDEBERT, 11

Près la place Saint-Germain-des-Prés.

1866

INTRODUCTION

ASSOCIATIONS INTERNATIONALES DE SECOURS

AUX MILITAIRES BLESSÉS

EN VERTU DES CONVENTIONS INTERVENUES ENTRE LES PRINCIPAUX GOUVERNEMENTS EUROPÉENS DANS LE CONGRÈS DE GENÈVE, D'AOUT 1864

La guerre est le plus grand des maux, la paix le plus grand des biens; c'est là une affirmation de l'humanité, de tous les temps et de tous les lieux.

En déclarant la guerre de droit divin, Joseph de Maistre n'a fait que prononcer, dans un effrayant paradoxe, la condamnation et l'oraison funèbre « *du siècle d'airain* », pour parler comme le faisait, il y a peu de jours, au palais législatif, un éloquent orateur.

Dieu merci ! ce siècle d'airain, qui avait succédé au *siècle de fer*, est déjà loin de nous.

L'année 1789 a vu commencer *le siècle d'argent;*

c'est-à-dire, celui où l'humanité a enfin pu formuler ses droits, dans les droits de tous, et de chaque homme en particulier.

Le règne de la rédemption, de la justice pour les petits, les faibles et les opprimés a commencé ; et, les idées, pas plus que les fleuves, ne remontant vers leur source, il conduira la civilisation à l'avénement du *siècle d'or ;* c'est-à-dire, au triomphe définitif de l'humanite, dans la paix, le travail paisible et la liberté.

Ce temps heureux sera la réalisation de la généreuse utopie de Bernardin de Saint-Pierre, refoulant à jamais dans l'oubli et le néant, l'antithèse impie de de Maistre.

Non ! la guerre ne saurait être de nature divine. Ce qui est d'ordre divin, c'est l'humanité, la charité, l'amour de l'homme pour chaque homme et de chacun pour tous !

En créant l'homme, Dieu lui révéla ses destinées futures ; et, avant de lui donner le libre arbitre de ses actes, il grava dans son cœur cette sainte trilogie de devoirs : « Aime ton frère, ton prochain comme toi-même ! — Défends-le dans les périls, en exposant ta propre vie pour sauver la sienne ! — Porte-lui secours dans la détresse et le besoin !

La première, la seule véritable chute de l'homme, fut dans le sang d'Abel versé par Caïn.

Ni le despotisme le plus abrutissant ; ni la barbarie, ni les guerres les plus longues et les plus cruelles, ni l'esclavage antique, n'ont pu, dans le passé, effacer du cœur de l'homme ce que la main de Dieu y avait gravé.

Les œuvres des hommes passent seules, celles de Dieu dureront autant que l'humanité !

La conscience humaine est comme le bruit régulier du pendule ; tant que durent l'éclat et le bruit du jour, les échos de la rue, l'oreille cesse de l'entendre ; mais, dès que vient l'heure du calme, du repos de la nuit, le mouvement du pendule devient alors distinct ; et, au milieu du silence il règne seul pour celui qui veille. Il en est de même de nos vices et de nos fautes ! Nos passions nous empêchent d'abord d'entendre les élans de notre âme et les protestations de notre conscience ; mais quand vient le calme, quand le silence et la nuit se font dans notre cœur, le remords s'y introduit avec eux ! C'est l'expiation qui commence.

« Dans notre temps, la civilisation, pour être durable et bénie de Dieu, ne doit avoir pour formule et pour base : que cette charité d'ordre chrétien et d'ordre philosophique, tout à la fois, qui veut que tout homme, par cela seul qu'il est homme, soit l'homme de tous et de chacun ! » (Michelet).

Dans l'antiquité, la loi égyptienne punissait de mort, comme assassin lui-même, « celui qui pouvait sauver un homme attaqué et ne le sauvait pas. »

Comme s'il eût eu un pressentiment des vertus chrétiennes, *Sénèque* faisant de la bienfaisance le signe nécessaire de la divinité, s'écriait : « Que c'est bien peu de ne pas nuire à qui on doit être utile ! »

Cicéron définissait la justice humaine : « Cette vertu qui consiste à rendre à chacun ce qui lui appartient, et à concourir à tout ce qui est d'utilité commune ou publique. »

Scipion, l'émule d'Annibal, et comme lui l'un des plus grands capitaines du monde païen, disait : « J'aime mieux sauver un citoyen que de tuer mille ennemis. »

Quand commença le siècle de fer ; alors que l'empire d'occident et la puissance romaine, minés par les vices, les fautes et les crimes de tous : souverains, patriciens et peuple, s'écroulaient au premier choc des peuplades barbares ; — alors que tout semblait anéanti, perdu à jamais, le sentiment de l'humanité restait debout, « dans le christianisme naissant », et lui seul allait tout sauver !

« Mais le christianisme ne possède, en effet, une puis-
« sance de régénération aussi évidente pour tous, que,
« parce que, suivant la parole de saint Jean, sa formule
« est « charité » ; et que la charité, dans son essence et
« dans sa source, c'est Dieu ! »

César, dans la grandeur de son âme (en laissant percer, malgré lui, peut-être, ses secrètes aspirations), « voulait, disait-il, être l'homme de l'humanité ! » mais, c'était un rayonnement de la charité chrétienne, bien supérieur au sentiment de César, qui faisait voir à Fénelon, « dans tout homme qui souffre, l'humanité souffrante tout entière. »

Lorsque au milieu des champs de bataille, Jeanne d'Arc, notre douce et vaillante héroïne nationale, s'écriait : « que le cœur lui saignait quand elle voyait couler le sang d'un Français », que faisait-elle ? si non exprimer dans la naïveté de sa belle âme, sa profonde charité chrétienne intimement unie à son ardent amour de la patrie française.

Mais, si nous repoussons, comme impie, la formule qui prétend donner à la guerre une origine divine, nous reconnaissons qu'il y a, et qu'il y aura longtemps encore, des guerres justes, légitimes, souvent sacrées, que Dieu même doit permettre et bénir : ce sont celles qui ont pour but la défense et la revendication du sol sacré de la patrie, la défense des faibles contre les injustices des forts, de la civilisation contre la barbarie et le despotisme.

Quand l'Empereur Napoléon III envoyait sa brave armée au secours de la Turquie et des chrétiens de la Syrie, lorsqu'il se mettait, lui-même, à la tête de ses glorieuses phalanges pour voler au secours du roi du Piémont et libérer l'Italie, l'élu du peuple français ne faisait qu'obéir à l'accomplissement d'un devoir sacré ; sans donner aucun démenti à ses paroles antérieures et aux aspirations de son âme et de sa pensée, qui le portent, si évidemment, vers la paix et ses travaux; parce qu'ils peuvent, seuls, assurer aux peuples, les bienfaits de la civilisation et de la liberté.

Talleyrand, l'un des hommes d'État les mieux organises, du côté de la tête ; mais qui, né dans le siècle d'airain dont nous avons parlé, semblait y avoir puisé son cœur tout entier, adressait, dans une dépêche du 20 novembre 1806, les remarquables paroles suivantes à Napoléon 1er :

« Trois siècles de civilisation ont donné à l'Europe un « droit des gens, que, selon l'expression d'un écrivain

« illustre, la nature humaine ne saurait assez reconnaître.
« Ce droit est fondé sur le principe que les nations doivent
« se faire : *dans la paix le plus de bien, et dans la guerre*
« *le moins de mal possible.*

« D'après la maxime que la guerre n'est point une
« relation d'homme à homme, mais une relation d'état à
« etat, dans laquelle les particuliers ne sont ennemis
« qu'accidentellement, le droit des gens ne permet pas
« que le droit de guerre et le droit de conquête qui en
« dérive, s'étendent aux citoyens paisibles et sans armes,
« aux habitants et aux propriétés privées, etc.

« *Ce droit est né de la civilisation, et c'est elle qui en*
« *a favorisé les progrès.* C'est à lui que l'Europe a été
« redevable du maintien et de l'accroissement de sa pros-
« périté, au milieu même des guerres fréquentes qui
« l'ont divisée. »

Mais, puisque, comme le dit Talleyrand, la guerre n'est point une relation d'homme à homme, mais une relation d'état à état ; ou, selon la définition de *M. C. Frégier*, un duel entre nations ; « n'était-il pas nécessaire, dit ce dernier, de rechercher les moyens, quels qu'ils fussent, d'en atténuer les horreurs et d'en conjurer ou d'en tempérer les suites, par des mesures analogues à celles tous les jours employées pour atténuer les horreurs, soit pour conjurer ou tempérer les suites du duel ?

Or, parmi ces mesures, figure en première ligne la présence sur le champ clos des duellistes, d'un ami ou d'un tiers, chirurgien ou non, animé du désir et pourvu des moyens de panser les blessures, d'étancher le sang, de calmer la douleur, et de prévenir, autant qu'il est en lui, tout dénouement, ou funeste ou mortel.

Que de blessures sont ainsi cicatrisées ! que de sang étanché ! que de catastrophes épargnées !

Pourquoi donc ne ferait-on pas, pour les victimes de la guerre, ce qui se fait depuis longtemps et avec tant de raison et de succès pour les victimes du duel ?

Est-ce que de deux maux, le plus grave ne mériterait pas, autant que celui qui l'est le moins, la commisération de l'homme, la pitié du philanthrope, le dévouement du chrétien ?

Eh ! depuis quand, là, où le péril est le plus grand, plus grands ne seraient pas les efforts pour l'éviter ou pour le surmonter ? »

Lorsque l'honorable président du tribunal de Sétif écrivait de telles paroles en 1864, il n'ignorait pas, tres-certainement, qu'en Europe, les principales armées, et celle de la France en particulier, possédaient aujourd'hui une organisation médicale parfaite, un personnel d'élite, en médecins, chirurgiens et pharmaciens, qui a sous ses ordres de nombreux infirmiers ; — que le matériel des ambulances était partout établi sur une large échelle ; et que des magasins spéciaux renfermaient, en provisions considérables, tous les objets nécessaires à l'approvisionnement des ambulances et des hôpitaux militaires, en cas de guerre.

Mais M. Frégier savait également, comme notre intendance militaire, malgré son admirable organisation, le sait elle-même depuis les faits qui se sont produits en Orient et en Italie, que : — le personnel des ambulances militaires est toujours insuffisant;—et que, fût-il double ou triple, il le serait encore; — qu'il en sera ainsi, toujours de même à l'égard du matériel et des objets nécessaires à l'approvisionnement des ambulances et des hôpitaux, lorsque la guerre se prolongera comme en Crimée, ou après de longues et sanglantes batailles, comme celle de Solferino. — « Il faut inévitablement recourir au « public, on y est forcé, car ce n'est qu'avec sa coopé- « ration qu'on peut espérer d'atteindre le but dont il « s'agit.

« Il y avait donc là un appel à adresser aux hommes « de tous pays et de tous rangs, aux puissants de ce « monde comme aux plus modestes artisans, puisque « tous peuvent, d'une manière ou d'une autre, chacun « dans sa sphère et selon ses forces, concourir en quel- « que mesure à cette œuvre. »

Il fallait également obtenir l'assentiment et la coopération des gouvernements; et obtenir d'eux par une convention internationale : la neutralisation absolue des blessés pendant la guerre, ainsi que du personnel des ambulances et de tout le service sanitaire des armées en campagne.

De pareils vœux avaient été formulés, du reste, de plusieurs points à la fois, dans ces dernières années. Ainsi, un chirurgien en chef honoraire, des hôpitaux de Bruxelles, M. le docteur *Nysterrhœven*, écrivait déjà, en 1855, d'excellentes brochures « sur les moyens de porter immédiatement secours aux blessés sur les champs de bataille », et, en 1863, « sur la question des hôpitaux en Europe et leur amélioration ». En 1861, un de nos compatriotes, M. *Henri Arrault*, auteur de plusieurs ouvrages très-remarquables d'hygiène, de médecine et de pharmacie, publiait à Paris une notice sur le perfectionnement du matériel des ambulances volantes, dans laquelle il demandait : « que les chirurgiens militaires et les soldats infirmiers fussent regardés comme inviolables, que le lieu de pansement des blessés fût respecté, et qu'il fût interdit de s'emparer des fourgons d'ambulance, etc. » Un médecin napolitain, le docteur Palasciano, que nous avons eu l'honneur de voir au congrès médical de Lyon, en 1864, rappelait devant un groupe d'auditeurs, que la vue du champ de bataille de Capoue, en 1861, lui avait inspiré la même pensée de la neutralisation des blessés, qu'avait demandée avant lui M. Arrault, en janvier 1861.

Ce n'est pas de nos jours, du reste, que la charité chrétienne s'est occupée des militaires blessés sur les champs de bataille; le siècle d'airain a le droit, lui aussi, d'en revendiquer sa part; et dans ce qui fut fait ou tenté, le nom de la France parut toujours en tête. Ce fut sous le règne d'Henri IV, que l'on organisa dans l'armée le premier service de santé régulier pour les blessés. Mais ce service ne prit réellement naissance qu'a la fondation de l'académie royale de chirurgie, en 1731, et il ne sortit définitivement triomphant qu'à la fin du XVIIIe siècle, lorsque Larrey établit dans l'armée de Custine, en 1792, la première ambulance volante.

A dater de cette époque, par les efforts incessants du baron Larrey, cet illustre chirurgien et ce grand philanthrope, que l'empereur Napoléon Ier a proclamé

« l'homme le plus vertueux qu'il ait connu », le service de santé de l'armée française a toujours été en s'améliorant.

Toutefois, comme les faits l'ont démontré en Crimée et en Italie, les ressources officielles et administratives, aussi puissamment organisées qu'elles soient, seront toujours insuffisantes pendant les longues guerres, et, même après une seule grande bataille, avec les terribles moyens de destruction que possède aujourd'hui l'art militaire. Il y avait donc un besoin urgent d'en arriver à des conventions internationales, et d'appeler le public, tout entier, à s'intéresser au sort des militaires blessés.

C'est pour cela, qu'après avoir rendu à chacun et à notre compatriote M. Arrault, en particulier, la justice et la part qui leur revient, nous avons hâte de dire : que la réalisation pratique de cette grande et généreuse pensée appartient, tout entière, à un jeune homme, M. *Henry Dunant*, de Genève; après lui, à M. le général Dufour, de regrettable mémoire, et à M. Gustave Moynier, ses deux très-honorables compatriotes, qui, l'un et l'autre, lui ont prêté l'appui le plus empressé.

M. Dunant avait assisté, en touriste, à la bataille de Solferino (24 juin 1859), et les scènes navrantes, les spectacles affreux dont il fut témoin le lendemain et les trois ou quatre jours suivants, avaient laissé dans son âme une profonde et ineffaçable impression ; il aida lui-même à l'enlèvement des blessés, dont la majeure partie fut dirigée sur Castiglione et sur Brescia, et répartie partout, dans les hôpitaux, dans les églises et chez les particuliers.

Arrivé à Castiglione à la suite des blessés, M. Dunant, voyant que les bras manquaient avant tout pour donner à tant de malheureux les secours les plus indispensables, s'improvisa, de lui-même, infirmier volontaire pendant plus d'un mois; à son exemple, et dès le premier jour, un certain nombre d'autres voyageurs et touristes français, anglais et italiens, se réunirent à lui; et tout aussitôt, ils furent puissamment secondés par les femmes, les jeunes filles et jusqu'aux enfants même de Castiglione et de Brescia.

De retour à Genève, M. Henry Dunant résuma ses souvenirs et ses impressions dans quelques pages émouvantes, qu'il se décida sur le conseil de quelques amis et de M. Gustave Moynier, en particulier, à publier en 1862, sous le titre de : « *Un souvenir de Solferino.* »

Mais en cédant aux instances dont il était l'objet, il venait de prendre avec lui-même la résolution inébranlable d'obtenir que : « ce qu'une poignée d'hommes « de cœur, de femmes et de jeunes filles charitables « avaient pu réaliser à Castiglione et à Brescia, fut admis en principe à l'avenir, et appliqué sur la plus large « échelle dans tous les pays civilisés. »

M Dunant s'était donc donné une mission et proposé un but à atteindre, et ce but, tel qu'il ressort de ses idées personnelles, contrôlées depuis par les philanthropes émérites, les hauts personnages, les médecins militaires distingués, et les officiers supérieurs qui représentèrent les puissances européennes et américaines à la conférence internationale de Genève, d'octobre 1863, voici comment il se résume :

« Un comité dans chaque pays, s'organisant à sa ma-
« nière, — tenu en temps de guerre, de se mettre en
« rapport avec le gouvernement de son pays pour lui
« faire accepter ses services, — s'occupant en temps
« de paix, des moyens de se rendre utile en temps de
« guerre, et spécialement de former des infirmiers vo-
« lontaires, — chargé, avant tout, de fournir des se-
« cours à l'armée de sa nation, si elle est en guerre, et
« de solliciter, au besoin, le concours des comités des
« nations neutres, — envoyant sur le champ de bataille,
« avec l'agrément ou sur l'appel de l'autorité militaire,
« des infirmiers placés sous la direction de ce comité,—
« pourvoyant ces infirmiers de tout ce qui est nécessaire
« à leur entretien ;

« Autour de ce comité directeur-central, d'autres co-
« mités ou *sections* soumis à la direction générale ; enfin
« tous les comités et sections de tous pays doués de
« la faculté de se réunir en congrès international, pour
« s'entendre et se concerter dans l'intérêt de la
« société. »

Sur la décision de la conférence, le comité provisoire de Genève fut transformé en comité permanent international de secours, pour les militaires blessés.

Ce dernier fut chargé de s'entendre avec le gouvernement helvétique, afin de provoquer par tous les moyens en son pouvoir, la réunion à Genève, dans le plus bref délai possible, d'un congrès de tous les gouvernements dont les délégués avaient déjà fait partie de la conférence.

Le gouvernement français qui avait prêté l'appui le

plus empressé à la première réunion, seconda puissamment les efforts du comité de Genève et du conseil fédéral suisse près de toutes les puissances civilisées, afin de pouvoir traiter la question spéciale de la neutralisation, et d'arriver à une entente générale définitive.

Dès le principe même, l'empereur Napoléon avait pris un vif intérêt à la réalisation immédiate de l'idée de M. Dunant, et daigna lui en donner un témoignage public dans une lettre par laquelle Sa Majesté l'assurait de tout son concours (1) !

Dans de si heureuses circonstances, le congrès fut ouvert le 8 août 1864, à l'hôtel-de-ville de Genève, sous la présidence du général Dufour, et fermé le 22 août. Seize puissances européennes étaient représentées, savoir : *France*, *Italie*, *Grande-Bretagne*, *Belgique*, *Pays-Bas*, *Bade*, *Danemark*, *Espagne*, *États-Unis*, *Hesse-Grand-Ducale*, *Portugal*, *Prusse*, *Saxe-Royale*, *Suède*, *Norwège*, *Suisse* et *Wurtemberg*.

Quatre d'entre ces états, la Grande-Bretagne, les États-Unis, la Saxe et la Suède n'avaient pas accrédité leurs délégués avec des pouvoirs suffisants pour signer le traité auquel ils ont fait adhésion régulière depuis.

(1) Nous apprîmes de M. Dunant lui-même, à Lyon, en octobre 1864, que sous les auspices de l'Empereur, un comité central provisoire avait déjà été formé à Paris. L'organisation du comité central français doit être définitive, très-certainement aujourd'hui, au milieu des graves circonstances actuelles.

A l'époque dont nous parlons, M. Dunant était venu à Lyon pour y pousser à l'organisation d'un sous-comité dans cette grande cité ; et, ce fut avec un orgueil bien légitime, que nous avions vu M. Dunant et la direction du comité permanent de Genève, nous faire l'honneur d'inscrire notre nom au nombre de ceux des secrétaires généraux du comité provisoire lyonnais.

Le Brésil, la Grèce, le Mexique et la Turquie, ont également adhéré au traité de Genève, « qui demeurera dans les siècles futurs, comme un mouvement des idées d'humanité qui honorent notre époque. »

Voici le texte du traité, que le devoir de chaque personne qui en aura pris connaissance, est de faire connaître le plus possible :

CONVENTION

pour l'amélioration du sort des Militaires blessés dans les Armées en campagne.

Son Altesse Royale le Grand-Duc de Bade,
Sa Majesté le Roi des Belges,
Sa Majesté le Roi de Danemark,
Sa Majesté la Reine d'Espagne,
Sa Majesté l'Empereur des Français,
Son Altesse Royale le Grand-Duc de Hesse-Darmstadt,
Sa Majesté le Roi d'Italie,
Sa Majesté le Roi des Pays-Bas.
Sa Majesté le Roi de Portugal et des Algarves,
Sa Majesté le Roi de Prusse,
La Confédération Suisse,
Sa Majesté le Roi de Wurtemberg,

également animés du désir d'adoucir, autant qu'il dépend d'eux, les maux inséparables de la guerre, de supprimer les rigueurs inutiles et d'améliorer le sort des militaires blessés sur les champs de bataille, ont résolu de conclure une Convention à cet effet, et ont nommé pour leurs plénipotentiaires, savoir :

Son Altesse Royale le Grand-duc de Bade,

Le sieur, etc.

Sa Majesté le Roi des Belges, ;

Le sieur, etc. ;

Sa Majesté le Roi de Danemark,

Le sieur, etc. ;

Etc., etc., etc.;

lesquels, après avoir échangé leurs pouvoirs, trouvés en bonne et due forme, sont convenus des articles suivants :

ARTICLE PREMIER. Les ambulances et les hôpitaux militaires seront reconnus neutres, et, comme tels, protégés et respectés par les belligérants, aussi longtemps qu'il s'y trouvera des malades ou des blessés.

La neutralité cesserait, si ces ambulances ou hôpitaux étaient gardés par une force militaire.

ART. 2. Le personnel des hôpitaux et des ambulances, comprenant l'intendance, les services de santé, d'administration, de transport des blessés, ainsi que les aumôniers, participera au bénéfice de la neutralité lorsqu'il fonctionnera et tant qu'il restera des blessés à relever ou à secourir.

ART. 3. Les personnes désignées dans l'article précédent pourront, même après l'occupation par l'ennemi, continuer à remplir leurs fonctions dans l'hôpital ou l'ambulance qu'elles desservent, ou se retirer pour rejoindre le corps auquel elles appartiennent.

Dans ces circonstances, lorsque ces personnes cesseront leurs fonctions, elles seront remises aux avant-postes ennemis, par les soins de l'armée occupante.

Art. 4. Le matériel des hôpitaux militaires demeurant soumis aux lois de la guerre, les personnes attachées à ces hôpitaux ne pourront, en se retirant, emporter que les objets qui sont leur propriété particulière.

Dans les mêmes circonstances, au contraire, l'ambulance conservera son matériel.

Art. 5. Les habitants du pays qui porteront secours aux blessés, seront respectés et demeureront libres.

Les généraux des puissances belligérantes auront pour mission de prévenir les habitants de l'appel fait à leur humanité, et de la neutralité qui en sera la conséquence.

Tout blessé recueilli et soigné dans une maison y servira de sauvegarde. L'habitant qui aura recueilli chez lui des blessés sera dispensé du logement des troupes, ainsi que d'une partie des contributions de guerre qui seraient imposées.

Art. 6. Les militaires blessés ou malades seront recueillis et soignés, à quelque nation qu'ils appartiennent.

Les Commandants en chef auront la faculté de remettre immédiatement aux avant-postes ennemis, les militaires ennemis blessés pendant le combat, lorsque les circonstances le permettront et du consentement des deux parties.

Seront renvoyés dans leur pays ceux qui, après guérison, seront reconnus incapables de servir.

Les autres pourront être également renvoyés, à la

condition de ne pas reprendre les armes pendant la durée de la guerre.

Les évacuations, avec le personnel qui les dirige, seront couvertes par une neutralité absolue.

Art. 7. Un drapeau distinctif et uniforme sera adopté pour les hôpitaux, les ambulances et les évacuations. Il devra être, en toute circonstance, accompagné du drapeau national.

Un brassard sera également admis pour le personnel neutralisé; mais la délivrance en sera laissée à l'autorité militaire.

Le drapeau et le brassard porteront croix rouge sur fond blanc.

Art. 8. Les détails d'exécution de la présente Convention seront réglés par les commandants en chef des armées belligérantes, d'après les instructions de leurs gouvernements respectifs, et conformément aux principes généraux énoncés dans cette Convention.

Art. 9. Les hautes puissances contractantes sont convenues de communiquer la présente Convention aux gouvernements qui n'ont pu envoyer des plénipotentiaires à la Conférence internationale de Genève, en les invitant à y accéder ; le protocole est à cet effet laissé ouvert.

Art. 10. La présente Convention sera ratifiée, et les ratifications en seront échangées à Berne, dans l'espace de quatre mois, ou plus tôt si faire se peut.

En foi de quoi les plénipotentiaires respectifs l'ont signée et y ont apposé le cachet de leurs armes.

Fait à Genève, le vingt-deuxième jour du mois d'août de l'an mil huit cent soixante-quatre.

L'Empereur n'a pas perdu de vue, un seul instant, la grande pensée de la réalisation du traité international de Genève, nous en avons, pour preuve irrécusable, ces paroles du *Moniteur universel* du mercredi, 30 mai dernier : — « La Commission impériale de l'Exposition universelle a concédé un terrain de 700 mètres de superficie pour une exposition internationale des Sociétés de secours aux blessés militaires. Les exposants de cette catégorie concourront, au même titre que les autres exposants, aux récompenses décernées par le jury international.

L'Empereur, l'Impératrice et le Prince Impérial ont daigné accorder leur haut patronage à cette exposition, à laquelle plusieurs souverains ont également promis leur appui. »

Nous croyons donc que le moment est venu pour la France, ainsi que l'y convient leurs Majestés Impériales, d'entrer vivement dans l'esprit et la lettre du Congrès de Genève, en organisant solidement le Comité central parisien, et en l'appelant immédiatement à l'action. Il faut également faire appel aux hommes de cœur dans tout le pays, pour que des sous-comités soient organisés, à bref délai, dans toutes les villes de l'empire.

En supposant que la guerre, qui a déjà éclaté en Allemagne au moment où nous écrivons ces mots, n'arrive pas à entraîner, pendant son cours, l'action directe de la France, on ne saurait oublier que, ici, il s'agit d'une œuvre de charité internationale réalisée, en principe, entre toutes les nations civilisées et chrétiennes.

Il y a donc en ce moment, un appel à adresser à tous nos compatriotes, quel que soit leur rang et leur position, alors que le souverain nous montre la voie à suivre, et, que tous « nous pouvons d'une manière ou d'une autre, chacun dans notre sphère et selon nos forces, concourir en quelque mesure à cette bonne œuvre. »

Sécher une seule larme est une gloire plus belle que de répandre des flots de sang, a dit lord Byron ; mais en outre de cette vérité, n'avons-nous pas tous, pères et mères, frères et sœurs, jeunes et vieux, quelqu'un des nôtres sous les drapeaux de la France !

L'appel du comité central et des sous-comités ou sections, devront s'adresser aux dames comme aux hommes, « à la plus grande dame comme à l'humble servante « dévouée, à toutes les mères de famille comme à la « pauvre veuve qui désire adoucir les souffrances de son « prochain. La chambre des malades et des blessés est « surtout du domaine des femmes. » Quel bien immense ont fait les dames américaines dans les dernières et longues discordes civiles de ce pays, les diaconesses prussiennes, danoises et suédoises dans les guerres des duchés allemands, et, précédemment en Crimée nos bonnes sœurs de charité françaises, les sœurs gréco-russes de l'Exaltation de la croix, les compagnes de miss Nigthingale et de miss Stanley, les dames milanaises, les paysannes de Castiglione, etc., etc. !

Et comment pourraient-elles ne pas se dévouer à cette œuvre sainte, les femmes de France, lorsqu'elles y sont conviées par leur Auguste Souveraine, cette mère et femme accomplie, qui a si bien mérité le noble titre de mère des malheureux et des affligés ! toutes voudront la suivre dans la voie de la bienfaisance qu'elle ne cesse de parcourir avec une si grande ardeur, en marquant chacun de ses pas par un nouveau bienfait ; et qui, conduisant son Auguste fils dans ces asiles de la douleur, du repos après le travail et les épreuves de la vie, dus à son inépuisable charité, s'efforce de verser dans cette jeune âme, tous les trésors de pitié et d'amour pour les pauvres, qui débordent de la sienne.

Paris, ce 15 juin 1866.

PRÉCIS THÉORIQUE ET PRATIQUE

DU MODE D'EMPLOI A L'EXTERIEUR ET A L'INTÉRIEUR

DU PERCHLORURE DE FER

DANS LE TRAITEMENT DES BLESSURES PAR ARMES A FEU A L'USAGE DES AMBULANCES ET DES HOPITAUX MILITAIRES

Le perchlorure de fer est un hémostatique puissant, prompt et sûr. Il produit sur les plaies, au moment de son application, une sensation douloureuse, vive, mais il ne les enflamme pas, il les protége contre l'irritation extérieure et contre la décomposition putride des caillots.

(BOUCHARDAT, *Annuaire thérap.*, 1857.)

« Depuis trois mois, j'ai eu de nombreuses occasions d'appliquer et de faire appliquer le perchlorure de fer pour combattre la pourriture d'hôpital, et surtout l'infection purulente, sur les blessés de l'armée d'Italie. Les résultats que j'en ai obtenus sont si positifs et si satisfaisants, qu'ils ont confirmé de la manière la plus complète tout ce que j'ai dit dans mon premier travail, à l'occasion des faits que j'avais observés en Orient, et solidement établi les propriétés de cet agent thérapeutique contre les deux principales complications des plaies par armes à feu. »

(7 septembre 1859, Dr SALLERON, chirurgien principal de première classe : *Bulletin de medecine, de chirurgie et de pharmacie militaires.*)

Il est peu de médicaments qui offrent une histoire aussi curieuse que celle du perchlorure de fer ! — Dans le siècle dernier, en effet, de 1725, époque de sa découverte par le comte

Alexis de Bestuchef-Rumin, à 1780, le perchlorure de fer jouit d'une faveur immense près de tout le public, mais surtout près des grands et des classes riches, sous les noms de teinture nervine de Bestuchef, d'elixir d'or et gouttes d'or du général Lamotte; ce dernier en faisait vendre à Paris, par grandes quantités, à raison d'un louis le flacon de 20 grammes environ. A dater de 1780, le goût des remèdes coûteux ayant passé, le perchlorure fut bientôt peu à peu négligé, puis, tout à fait oublié pendant et après la période révolutionnaire, jusqu'en 1837, où il reparut de nouveau au *Codex*. Mais à cette dernière époque, on était loin de prévoir l'importance que devait bientôt prendre la lotion de perchlorure de fer.

Ce fut un savant médecin lyonnais, le très-regrettable docteur PRAVAZ qui découvrit en 1851 la propriété coagulante, si puissante, du perchlorure de fer sur le sang. Dès l'origine même de sa découverte, M. le docteur Pravaz nous associa à ses travaux futurs en vue de son application à la médecine et à la chirurgie pratiques, en nous chargeant de la partie physico-chimique et pharmaceutique, qui nous incombait naturellement.

Notre premier mémoire ayant pour titre : *de l'action du Perchlorure, du Persulfate et du Perazotate de fer sur les principes albumineux du sang*, fut présenté à l'Institut par M. Lallemand, l'un de ses membres les plus illustres, le 3 janvier 1853.

A la mort si inattendue de M. Pravaz (juin 1853), la solution aqueuse du perchlorure de fer avait déjà pris rang en Europe comme médicament *hémostatique et hémoplastique*, parmi les agents les plus précieux de la thérapeutique. Mais une année après, lorsque éclata la guerre d'Orient, sur les conseils et les vives instances de MM. les docteurs Gensoul, Pétrequin, Desgranges et Valette, qui, depuis deux années, avaient largement expérimenté le perchlorure de fer à l'Hôtel-Dieu de Lyon, et dans leur clientèle de ville, non plus seulement comme hémostatique, (mais de plus comme *topique modificateur des surfaces traumatiques, dans la mauvaise allure des plaies et les suppurations de mauvaise nature*), nous adressâmes deux caisses de perchlorure de fer liquide à M. le docteur Michel Lévy, médecin-inspecteur, directeur du service de santé de l'armée d'Orient, et, dans la lettre qui accompagnait notre envoi, nous insistions vivement sur les observations des chirurgiens lyonnais.

Le savant médecin en chef de notre armée d'expédition voulut bien faire l'accueil le plus favorable à notre envoi, et, sur l'avis également favorable du conseil de santé, il en fit propager l'emploi dans les ambulances et les hôpitaux militaires de l'armée d'expédition.

Voici la lettre que M. Michel Lévy nous fit l'honneur de nous adresser à cet égard :

« Constantinople, le 12 décembre 1854.

« Monsieur,

« Les deux caisses de perchlorure de fer que vous avez bien « voulu m'envoyer pour les usages de notre active chirurgie de « guerre sont arrivées, et celle qui contient les flacons est en « route pour la Crimée. J'ai adressé aux chefs d'ambulance une « circulaire pour l'emploi de ce moyen. Les bouteilles seront uti- « lisées dans les sept hôpitaux militaires que nous avons ici. « D'assez nombreux cas de gangrène, de résorption purulente et « de mauvaise allure des plaies, nous seront une occasion de juger « promptement les effets de la liqueur Pravaz.

« En attendant, je vous prie d'agréer mes remercîments pour « votre libéral envoi aux malades de l'armée; le perchlorure de fer « a déjà reçu une assez forte sanction de la pratique des chirurgiens « les plus distingués pour que son emploi dans l'armée, d'ailleurs « autorisé par le Conseil de santé, ne ressemble pas à une expé- « rience.

« Veuillez recevoir, etc.

« L'inspecteur et directeur du service de santé de l'armée « d'Orient, médecin consultant de l'Empereur,

« *Signé :* Michel Lévy. »

D'autre part, nous reçûmes de M. le docteur Scrive, médecin principal de 1re classe, chef du service de santé de l'armée de Crimée, une lettre datée de : *devant Sébastopol*, le 7 janvier 1855, dont nous citerons également le passage suivant :

« Monsieur Burin du Buisson,

« Nous mettons fréquemment en usage le perchlorure de fer que « vous avez envoyé au directeur de santé de l'armée. Les ambu- « lances sont pourvues de cet agent qui rend de grands services « pour suspendre les hémorrhagies avant les opérations; nous « l'avons déjà plusieurs fois employé dans des cas d'hémorrhagie « consécutive, mais les faits ne sont pas encore assez nombreux « pour que je puisse me prononcer sur l'efficacité absolue de l'hé- « mostatique.

« Je dois, du reste, adresser à M. le directeur du service le « résultat de nos essais; c'est lui qui vous fera connaître ce ré- « sultat. »

Depuis les deux lettres qui précèdent, après la campagne d'Orient, plusieurs médecins et chirurgiens de l'armée publièrent divers documents sur l'emploi du perchlorure de fer, et les services qu'il avait rendus à Constantinople et en Crimée, non-seulement pour suspendre les hémorrhagies avant et après les opérations ; mais en outre, *comme le seul agent véritablement héroïque pour combattre la pourriture d'hôpital et l'infection purulente;* comme l'avaient prédit d'avance les chirurgiens lyonnais.

Parmi les chirurgiens distingués de l'armée d'Orient qui ont écrit sur l'emploi du perchlorure de fer, comme modificateur des surfaces traumatiques, nous citerons le médecin aide-major, M. Bourot, qui en fit l'objet de sa thèse pour le doctorat; MM. les médecins principaux de première et de deuxième classe, Marmy, Quesnoy, Cambay, etc; mais, parmi ces derniers, nous devons parler, d'une manière toute particulière, de M. le docteur *Salleron*, qui a publié, sur l'emploi de cet agent contre la pourriture d'hôpital et l'infectiou purulente, un travail d'une haute valeur, qui fera longtemps loi dans la matière (1).

En 1859, dès le début de la campagne d'Italie, nous adressâmes à M. de La Marmora, ministre de la guerre du roi du Piémont, deux caisses de perchlorure de fer; l'une, destinée aux hôpitaux militaires de Turin, et la seconde, aux ambulances militaires de l'armée sarde. Ayant quitté le ministère pour un commandement militaire, à la tête d'une partie de l'armée, M. le géneral de La Marmora nous fit l'honneur de nous accuser réception de la seconde par la lettre suivante :

MINISTÈRE DE LA GUERRE.

DIVISION DES SERVICES ADMINISTRATIFS. — SECTION DES HOPITAUX.

Objet : Perchlorure de fer.

Réponse à la lettre du 11 juin.

M. BURIN DU BUISSON. — A LYON.

« Turin, le 12 juillet 1859.

« MONSIEUR,

« La caisse contenant les bouteilles de perchlorure de fer, dont « vous m'annonciez l'envoi, est parvenue, il y a peu de jours, à sa « destination, et a été consignée au laboratoire de chimie et de « pharmacie de Turin, afin d'être utilisée au bénéfice des soldats « des armées alliées.

« Veuillez, Monsieur, agréer nos remercîments empressés, « soit pour la générosité du nouveau don, soit pour l'aimable « lettre qui l'accompagnait, soit enfin pour le vif intérêt que vous « témoignez à l'armée piémontaise.

« Signé : *le Ministre*,

« A. DE LA MARMORA. »

D'autre part, craignant à cette époque, que l'armée française

(1) Imprimé, par ordre du ministre de la guerre, dans le *Recueil de memoires de médecine, de chirurgie et de pharmacie militaires*, numéro de mars 1862. Paris, chez Victor Rozier, éditeur, rue Childebert, 11.

d'Italie ne fût pas encore pourvue de perchlorure de fer, nous offrîmes à M. le baron Larrey, son inspecteur et médecin en chef, de mettre à sa disposition une certaine quantité de ce produit chimique ; voici la lettre que voulut bien nous écrire l'éminent chirurgien :

ARMÉE D'ITALIE.

SERVICE DE SANTÉ.

« Au grand quartier-général, Alexandrie, le 27 mai 1859.

« MONSIEUR,

« L'importante question du perchlorure et du persulfate de fer, « qui vous préoccupe si justement pour l'armée d'Italie, a été pour « moi l'objet d'observations cliniques que j'aurai sans doute à « revoir ici en grand.

« Je vous remercie de vos offres bien obligeantes, et, s'il en est « besoin, je pense que le conseil de santé les appréciera favora- « blement auprès du Ministre de la Guerre.

« Agréez, Monsieur, l'assurance de mes sentiments distingués.

« Le médecin inspecteur, médecin en chef
« de l'armée,

« *Signé :* Baron LARREY. »

Il résulte en effet, des documents publiés depuis, qu'en Italie comme en Orient, le perchlorure de fer fut largement employé à l'intérieur pour suspendre les hémorrhagies, avant et après les opérations, et qu'il rendit les plus grands services. A ce point de vue, les faits en nombre infini, recueillis par la médecine et la chirurgie, tant militaires que civiles, ont définitivement classé le perchlorure de fer comme le premier et le plus puissant des hémostatiques ; mais, d'autre part, ainsi que l'avaient reconnu MM. Gensoul, Pétrequin, Desgranges et Valette, lorsqu'ils nous engageaient à en informer M. Michel Lévy, le perchlorure de fer possède réellement une puissante propriété *excitative et modificatrice* contre les suppurations de mauvaise nature et la mauvaise allure des plaies; et l'emploi topique de cet agent thérapeutique, rendit en Orient et en Italie d'inappréciables services, ainsi qu'on le verra plus loin, contre la pourriturc d'hôpital et l'infection purulente, ces deux redoutables complications des plaies par armes à feu. Mais ici se place une observation très-importante à faire et sur laquelle nous reviendrons souvent :

C'est que, pendant les campagnes d'Orient et d'Italie, le perchlorure de fer ne fut employé que comme topique à l'extérieur. Or, on a reconnu depuis combien son administration à l'intérieur était puissante pour aider à son action externe, en assurer et en maintenir les résultats heureux, soit contre les hémorrhagies et les diathèses hémorrhagiques, soit dans les affections putrides, toujours endémiques dans les hôpitaux militaires, pendant la guerre, à cause de la grande accumulation des blessés dans les salles. Ce sera donc, à la fois, d'après les documents des chirurgiens des armées d'Orient et d'Italie, et parmi ces derniers, plus spécialement, d'après les travaux de M. le Docteur Salleron, et ensemble, sur les observations et les faits en nombre infini, recueillis depuis quinze années, par la chirurgie et la médecine civiles, que nous allons exposer le mode d'emploi du perchlorure de fer, à l'usage des hôpitaux et des ambulances militaires, et pour les secours à donner aux blessés des champs de bataille.

PREMIERE PARTIE

CHAPITRE PREMIER

Mode d'application du perchlorure de fer contre les hémorrhagies, avant le pansement rationnel, mis à la portée des infirmiers militaires et des auxiliaires libres.

L'enlèvement des blessés des champs de bataille se fait ordinairement par des infirmiers militaires, sous la direction des plus jeunes médecins et pharmaciens attachés aux ambulances; mais il pourra arriver dans certains cas, et dans certains pays, qu'il soit également fait par des infirmiers libres-auxiliaires, spécialement admis à cet effet par l'autorité militaire.

Or, quand on songe dans quelles conditions sont reçues les blessures de toutes sortes, dans les combats sur les champs de bataille,—aux quantités de blessés presque toujours accumulés dans les ambulances, — aux difficultés même de les enlever du lieu où ils sont tombés, on comprendra combien les hémorrhagies, les pertes de sang considérables, ont de terribles conséquences pour les suites de la blessure et la guérison des blessés! souvent excessives, ces pertes de sang réunies à celles que les opérations rendent toujours inévitables, épuisant en quelques instants les natures les plus robustes, enlèvent à l'organisme la force de réaction qui lui est indispensable, pour échapper aux dangers auxquels les blessés et les amputés sont exposés pendant leur séjour dans les hôpitaux militaires, dans les circonstances ordinaires d'encombrement. Et, si cela est vrai pour les natures robustes, que dire à l'égard de ces jeunes soldats, pleins d'ardeur et du sentiment du devoir; mais dont la constitution est faible, délicate et le tempérament nerveux!

Devant toute blessure reçue sur un champ de bataille, il y a tout d'abord deux indications principales à remplir :

1° Suspendre, le plus promptement possible, l'écoulement du sang par un premier pansement provisoire, avant de procéder à l'enlèvement du blessé et à son transport à l'ambulance;

2° En attendant l'examen de l'état du blessé par les médecins attachés à l'ambulance et le premier pansement rationnel, mettre la plaie à l'abri de la décomposition putride des caillots, souvent si rapide pendant les fortes chaleurs.

Or, ce double but est rempli de la manière la plus heureuse par le perchlorure de fer liquide; et, dans l'état actuel de la science, il ne l'est réellement et complétement que par lui seul.

MANIÈRE D'OPÉRER POUR ARRÊTER LES HÉMORRHAGIES, AVANT DE PROCÉDER A L'ENLÈVEMENT DES BLESSÉS ET A LEUR TRANSPORT A L'AMBULANCE.

Pansement provisoire.

1° Si le sang s'échappe par jet, plus ou moins fort, c'est alors l'indice de la lésion d'une artère ou d'une veine.

Mode opératoire.

Lorsque la blessure se trouve sur l'un des membres supérieurs ou inférieurs, on fera aussitôt, à l'aide de deux bandes, une forte ligature au-dessus et au-dessous du point d'où le sang jaillit; — on lavera rapidement la plaie à l'eau simple, de manière à la débarrasser des caillots et de tout ce qui pourra la souiller; on la séchera rapidement à l'aide d'un linge sec, puis avec un tampon de charpie sèche, que l'on maintiendra sur la plaie, en appuyant assez pour empêcher tout écoulement de sang; et alors, l'on remplacera rapidement la charpie sèche par un autre paquet de charpie fortement imbibé de perchlorure de fer liquide pur; — on place aussitôt après un linge en plusieurs doubles par-dessus la dernière charpie, et l'on assujettit le tout à l'aide de bonnes bandes.

On peut alors procéder de suite à l'enlèvement du blessé et le transporter à l'ambulance (en prenant toutes les précautions qu'exigera son état).

2° Lorsqu'il y a fracture des os et déchirement profond des chairs, — dans le premier comme dans le second cas, on commence par arrêter le sang. A cet effet, soit qu'il s'échappe par jet, ou qu'il coule simplement *en nappe* de la surface interne des lambeaux de la plaie, il faut procéder aussitôt comme ci-dessus, laver la plaie et s'efforcer de suspendre l'hémorrhagie à l'aide de paquets de charpie fortement imbibés de perchlorure, que l'on laisse dans la plaie, en ramenant et en rapprochant les lambeaux autant que possible; on place par-dessus un linge sec et on assujettit le tout par une bande; et, s'il y a en outre fracture, on assujettit le membre fracturé (dans sa position naturelle), à l'aide de planchettes placées au-dessus du premier appareil et convenablement fixées à l'aide de fortes bandes.

Arrivé à l'ambulance, on couche le blessé, on lui fait boire en une ou deux doses, une verrée d'eau pure ou sucrée, dans laquelle on a compté :

Perchlorure de fer liquide. . . 8 à 10 gouttes.

Dix minutes après, on desserre un peu les ligatures, et au bout d'une demi-heure, on peut les enlever entièrement.

Pendant les fortes chaleurs de l'été, ou lorsque la plaie est grave, qu'il y a déchirures et meurtrissures, il faut tenir les linges extérieurs du pansement provisoire continuellement mouillés, avec le mélange suivant :

Perchlorure de fer. . . 1 verrée ordinaire.
Eau pure. . . . . 5 litres.

Avec un pansement provisoire tel que nous venons de l'indiquer, les blessés pourront, sans danger aucun, attendre cinq à six heures la visite et le premier pansement du chirurgien ; soit l'opération, lorsqu'elle sera jugée indispensable. De plus, en tenant continuellement les linges imbibés d'eau perchlorurée, on est assuré contre toute décomposition putride, et, par suite, d'inflammation grave.

Nous le répéterons donc en nous résumant, des infirmiers auxiliaires, depuis la convention intervenue entre les gouvernements européens à Genève, dans le congrès international de 1864, pouvant être appelés à l'avenir, à concourir avec les aides et les infirmiers militaires, à l'enlèvement des blessés sur les champs de bataille, à leur transport aux ambulances et à leur donner les premiers soins provisoires, nous insisterons de nouveau sur l'absolue nécessité d'éviter autant que possible, aux blessés, les pertes de sang.

Et, à cet effet, de ne jamais oublier un seul instant :

Que l'action du perchlorure de fer sur le sang est tellement rapide, que si l'on verse la solution aqueuse de ce sel, c'est-à-dire le perchlorure de fer liquide sur les lèvres sanguinolentes de la plaie, toute la surface sera à l'instant coagulée ; mais le liquide ne pouvant pénétrer jusqu'à l'orifice du vaisseau ouvert, l'hémorrhagie continuera ; il est donc indispensable pour la réussite de l'opération de prendre les précautions préliminaires déjà indiquées:

1° Autant que faire se peut, placer une ligature, et, si cela est impossible, exercer avec le doigt, à une certaine distance de la plaie, une compression momentanée pour suspendre l'hémorrhagie;

2° Éponger rapidement et aussi complétement que possible, et maintenir de la charpie sèche sur la plaie ;

3° Remplacer alors promptement cette dernière par un bourdonnet de charpie imprégné du liquide, à l'orifice du vaisseau ou sur la surface sanguinolente dans les hémorrhagies en nappe, en pressant légèrement ;

4° Ajouter un autre plumasseau de charpie sèche ou un linge à pansement par-dessus, et maintenir le tout à l'aide de bandes ;

5° Si la visite de la plaie et le pansement par un chirurgien doit se faire attendre, surtout pendant les chaleurs, il faut tenir les linges du pansement provisoire humectés avec l'eau perchlorurée ci-dessus indiquée, pour éviter, comme nous l'avons dit, la décomposition putride des caillots ;

6° Enfin, donner à boire par cuillerées à bouche, toutes les heures, de l'eau sucrée à laquelle on aura ajouté pour une verrée, 15 à 20 gouttes de perchlorure de fer liquide.

CHAPITRE II

Emploi du perchlorure de fer à l'extérieur et à l'intérieur, contre les hémorrhagies consécutives aux opérations.

L'action *hémostatique* du perchlorure de fer employé à l'extérieur est trop connue des médecins et des chirurgiens de l'armée pour que nous ayons à l'indiquer ici. Mis en pratique chaque jour dans les hôpitaux militaires, soit pendant la paix, soit pendant la guerre, le perchlorure de fer liquide est surtout précieux contre les hémorrhagies en nappe, qui sont souvent consécutives aux opérations; la meilleure manière de l'appliquer est toujours à l'aide de la charpie, du linge en plusieurs doubles ou de l'amadou, fort convenable, dans un grand nombre de cas.

Mais il est un point inconnu encore, à l'époque des guerres d'Orient et d'Italie, sur lequel il importe infiniment aujourd'hui, d'appeler l'attention des médecins et des chirurgiens. Nous voulons parler de l'emploi du perchlorure de fer à l'intérieur, de ses précieuses propriétés dynamiques ou générales; particulièrement de sa propriété *hémoplastique*, presque instantanée, qui a rendu et qui rend chaque jour tant de services contre les hémorrhagies passives, et dans les maladies qui ont pour cause une inflammation des capillaires externes sous-cutanés; et enfin, de son action tonique, réparatrice et reconstituante, qui, jointe à un régime approprié, rend ou conserve aux blessés l'énergie vitale nécessaire à l'organisme pour résister aux affections putrides et typhoïdes, toujours si redoutables, comme on le sait, dans les hôpitaux pendant la guerre. En conséquence, à la suite des opérations et pendant le travail de cicatrisation des plaies, la potion suivante administrée par cuillerée à bouche, toutes les heures d'abord, puis toutes les deux heures, sera dans tous les cas, une ressource assurée contre les diathèses hémorrhagiques, d'une part, et, en même temps, un moyen précieux pour maintenir à l'économie sa force de résistance et de réaction :

Eau simple.	120	grammes.
Sirop de sucre, ou sirop de morphine . .		
s'il y a indication.	35	—
Perchlorure de fer liquide à 30° . . .	20	gouttes.
Mêlez.		

Dans certains cas où le sujet est très-énervé, très-agité, et que les antispasmodiques sont indiqués, on remplace avec avantage le perchlorure de fer liquide ordinaire par sa solution éthérée (teinture nervine de Bestuchof) (1).

(1) Rien n'est plus facile que de préparer la solution éthérée de perchlorure de fer, car l'éther rectifié enlève ce sel à l'eau. Il suffit par conséquent d'agiter vivement de temps à autre, dans un flacon bien bouché, 500 grammes de perchlorure de fer liquide à 30° Baumé, avec 100 grammes d'éther sulfurique à 62°, pour obtenir au bout de quatre à cinq jours de contact, une solution éthérée de perchlorure de fer, qui surnage l'eau, et qu'il n'y a plus qu'à décanter.

« Le choix de la solution aqueuse de perchlorure de fer pour l'usage des hôpitaux et des ambulances militaires est un point d'une très-grande importance, il n'y a que deux bons procédés pour obtenir une solution perchloroferrique pure, neutre (chimiquement) et indécomposable; le premier consiste à faire la solution à l'aide du perchlorure de fer sublimé et anhydre; mais, ainsi préparée, la solution reviendrait à un prix beaucoup trop élevé; le deuxième procédé, dû à M. Béchamp, et à tort attribué à M. Adrian, consiste à faire passer un courant de chlore bien lavé, dans une solution neutre de proto-chlorure de fer, jusqu'à ce que cette dernière ne donne plus trace de précipité bleu par le ferri-cyanure de potassium. Il ne faut se

La potion doit alors être formulée ainsi :

Pr. eau.	120	grammes.
Sirop de sucre ou de morphine. . .	35	—
Teinture éthérée de perchlorure de fer.	25	gouttes.

Mêlez et agitez chaque fois avant l'usage.

servir que de l'une ou de l'autre de ces deux solutions, et bannir toutes celles dans lesquelles les acides sont employés. Le commerce doit livrer cette dernière solution Béchamp, en gros, au prix maximum de 4 francs le kilogramme. Pour notre part, nous l'offrirons toujours, pour les besoins des hôpitaux et des ambulances militaires, à 3 francs le kilogramme, pris à Paris. » (*Note de l'auteur.*)

PARIS. — IMP. VICTOR GOUPY, RUE GARANCIÈRE, 5.

DEUXIEME PARTIE

EMPLOI DU PERCHLORURE DE FER

A L'EXTÉRIEUR ET A L'INTÉRIEUR

CONTRE LA POURRITURE D'HOPITAL

ET L'INFECTION PURULENTE

CHAPITRE PREMIER

Pourriture d'hôpital. — Son traitement par le perchlorure de fer, par M. Salleron, médecin principal de première classe.

« Pendant la campagne d'Orient, dit M. le docteur Salleron, nos blessés et nos amputés, par suite de l'encombrement et des mauvaises conditions dans lesquelles ils se trouvaient, par suite de l'inertie des fonctions générales, de la lenteur des phénomènes de réparation, furent cruellement éprouvés par la pourriture d'hôpital. Le grand nombre de blessés et d'am-

4

putés atteints de pourriture finit bientôt par déterminer l'explosion du typhus d'hôpital.

« Il y eut également d'assez nombreux cas de pyohémie ou d'infection purulente ; mais cette dernière prit à Constantinople un développement moindre. »

Jusqu'à l'époque de la guerre d'Orient, les topiques liquides et solides, les agents caustiques les plus puissants, n'avaient rendu que de bien faibles services contre la pourriture d'hôpital et l'infection purulente ; le cautère actuel, préconisé par les plus illustres chirurgiens, avait seul pu enrayer, dans certains cas, ces deux redoutables complications des plaies par armes à feu.

Mais, si le fer rouge possède une action infiniment plus énergique et plus avantageuse que les caustiques liquides et solides précédemment connus, le perchlorure de fer, employé pour la première fois en Orient et plus tard en Italie, contre la pourriture d'hôpital et l'infection purulente, s'est montré infiniment supérieur au cautère actuel pour enrayer et guérir ces deux affections.

Ce fut dans les hôpitaux de l'armée française, à Constantinople, que M. le docteur Salleron employa pour la première fois la solution perchloro-ferrique contre la pourriture d'hôpital, et il ne tarda pas à se louer de cette tentative.

Mais, comme le dit cet habile chirurgien, le perchlorure de fer eût rendu de bien plus grands services encore, « si son mode d'emploi lui eût été connu et familier à cette époque, comme il l'est fort heureusement aujourd'hui. »

« Le perchlorure de fer employé à l'armée d'Orient, conti-
« nue M. Salleron, a été préparé et adressé à M. le directeur
« de santé, par M. Burin du Buisson ; il marque, je crois,
« trente degrés à l'aréomètre de Beaumé ; je n'en ai jamais em-
« ployé d'autre.

« Ignorant complétement la manière d'agir du perchlorure
« et son mode d'application, presque effrayé des douleurs

« vives qu'il provoque, ne croyant pas possible la découverte
« d'un moyen plus énergique que le fer rouge vanté par Del-
« pech, Larrey et beaucoup d'autres chirurgiens, comme le
« spécifique de la pourriture d'hôpital, j'ai hésité longtemps,
« et depuis, j'ai dû passer par une série de tâtonnements pé-
« nibles, fâcheux et préjudiciables à un grand nombre de blessés qui n'en ont pas retiré tout le bénéfice qu'aurait produit
une application mieux raisonnée et convenablement faite.
« Plus d'une fois j'ai même doute des propriétés du perchlo-
« rure, parce que, employé trop étendu, je n'obtenais que des
« modifications insuffisantes, passagères et de courte durée,
« suivies du retour du mal. Mais depuis que je l'ai employé
« avec l'énergie nécessaire j'ai obtenu des succès remar-
« quables qui auraient été impossibles par tout autre de ses
« équivalents thérapeutiques.

« Je vais d'abord rapporter quelques observations de pour-
« riture d'hôpital traitée par le perchlorure de fer, parce que
« la connaissance des phénomènes physico-chimiques pro-
« duits par cet agent me permettra de mieux exposer et de
» mieux faire comprendre son mode d'emploi et d'applica-
« tion (1). »

PREMIERE OBSERVATION.

Coup de balle au mollet; inertie prolongée de la plaie; pourriture d'hôpital; insuccès du cautère actuel; succès complet et rapide avec le perchlorure de fer.

(1) Nous indiquerons seulement ici le titre et le numéro d'ordre des observations très-intéressantes, rédigées avec un soin extrême par M. Salleron, et nous prierons les chirurgiens, qui seraient désireux de les connaître dans leurs details, de consulter le très-remarquable travail, publié par le même auteur, sur l'emploi du perchlorure de fer en Orient et en Italie, contre la pourriture et l'infection purulente, lequel se trouve, ainsi que nous l'avons déjà dit plus haut, dans le *Recueil officiel de memoires de medecine, de chirurgie et de pharmacie militaires*, 3e série, tome II (et chez l'éditeur, Victor Rozier, 11, rue Childebert, à Paris).

DEUXIEME OBSERVATION..

Coup de feu au jarret gauche; inertie prolongée des deux plaies; pourriture d'hôpital, rapidement guérie par le perchlorure de fer

TROISIEME OBSERVATION.

Coup de balle sur la face antérieure du tibia; pourriture d'hôpital, guérie par le perchlorure de fer.

QUATRIÈME OBSERVATION.

Coup de boulet à la jambe droite, sans fracture; pourriture d'hôpital, arrêtée par le perchlorure de fer.

CINQUIÈME OBSERVATION.

Fracture communicative de la rotule gauche par coup de balle; pourriture d'hôpital, enrayée et guérie par le perchlorure.

SIXIEME OBSERVATION.

Coup de balle à la partie antérieure du cou, sur le bord interne du sterno-mastoïdien gauche; pourriture d'hôpital, guérie par le perchlorure de fer.

« J'aurais pu multiplier beaucoup le nombre des observa-
« tions que j'ai recueillies, poursuit M. Salleron; mais j'ai
« choisi les plus importantes, celles qui me permettront de
« faire mieux ressortir les avantages que présente le perchlo-
« rure de fer sur les caustiques liquides et sur le cautère ac-
« tuel, dont l'emploi eût été impossible, très-dangereux ou
« insuffisant dans presque toutes. »

Le savant chirurgien entre ici dans de nombreux détails, ayant pour but d'indiquer comment le perchlorure de fer lui a paru agir contre la pourriture d'hôpital, il traite successivement : 1° de son mode d'action; 2° de son action locale et générale ; 3° de son action physico-chimique ; 4° de son action topique comparée à celle de la teinture d'iode, des caustiques liquides les plus énergiques, des caustiques solides, et enfin du cautère actuel.

Ayant hâte de passer au mode d'application du perchlorure contre la pourriture d'hôpital, nous ne pourrons suivre M. Salleron, dans les intéressants détails dans lesquels il est entré sur les divers points ci-dessus. Nous nous bornerons à résumer, aussi brièvement que possible, le mode d'action du perchlorure d'après les premières assertions de ce savant chirurgien, assertions qu'il lui a été donné de pouvoir contrôler plus tard avec soin en Italie; et qui, grâce aux observations en si grand nombre recueillies depuis dix ans par tousles chirurgiens, en Franee et en Europe, sont aujourd'hui définitivement placées au nombre des faits acquis à la science.

MODE D'ACTION DU PERCHLORURE DE FER A L'EXTÉRIEUR.

1° « Le perchlorure de fer n'agit pas comme caustique sur le vivant, puisqu'il n'entraîne jamais de perte de substance, même quand on l'emploie, très-concentré, à 45° Baumé.

2° « Il possède une propriété irritante et stimulante des plus énergiques, bien supérieure à celle de tous les irritants connus, sans que cette propriété ne soit ni styptique, ni astringente, ni caustique; car il n'y a jamais destruction des tissus.

3° « Il agit à la manière des épispastiques; mais son action est plus immédiate, plus rapide, plus étendue et plus énergique.

4° « Il fait affluer à la surface de la plaie les fluides extravasés et en coagule les parties fibrineuses et albumineuses, et donne lieu à la formation d'une croûte qui ne manque jamais, mais qui prend des caractères variables, suivant ses conditions d'application et de formation.

5° « Cette croûte n'adhère que par les bords externes de la plaie, et au-dessous d'elle continue à affluer la sérosité contenue dans les vaisseaux superficiels, et surtout celle qui imbibe les tissus, qui constitue l'engorgement sous-jacent et périphérique.

6° « L'action du perchloure de fer n'est pas seulement immédiate et instantanée, elle est encore successive et continue; elle se prolonge jusqu'à ce que la croûte ait acquis un certain degré d'épaisseur et de dureté suffisantes pour limiter sa puissante action coagulante.

7° « Cette croûte n'est qu'un accident; sa formation est plutôt nuisible qu'utile, parce qu'elle limite l'intensité et la durée d'action du perchlorure; mais elle ne l'empêche pas pourtant de modifier énergiquement et profondément la vitalité des tissus, de changer leur mode de sécrétion et de les ramener au type normal.

8° « Outre son action irritante et modificatrice, le perchlorure de fer en possède encore une autre bien avantageuse en pareille circonstance, et surtout pour la thérapeutique chirurgicale, il agit en même temps comme anti-putride, comme désinfectant des plaies, qualité précieuse dans la pourriture d'hôpital, et dans les suppurations abondantes et fétides.

9° « Appliqué sur une surface traumatique, le perchlorure de fer produit, surtout sur les plaies à large surface, une douleur excessivement vive, mais d'une durée comme d'une intensité variables. Sa durée, dit M. Salleron, est le plus souvent proportionnelle à la concentration de la liqueur. Appliqué sur des plaies simples, en voie de réparation, sur des blessés dans de bonnes conditions générales organiques, la douleur est peu forte et de courte durée. Mais dans la pourriture d'hôpital, très-douloureuse par elle-même, l'application du perchlorure cause une douleur excessive; elle arrache aux blessés des plaintes et des larmes, que la plus grande résolution ne suffit pas à dissimuler. »

La douleur que cause l'application du perchlorure (toujours inoffensive pour les patients), leur fut souvent très-nuisible en ce sens qu'elle eut pour résultat, en Orient, d'effrayer les chirurgiens, qui renoncèrent quelquefois à l'employer, ou qui ne l'employèrent que d'une manière timide et insuffisante, au grand détriment des blessés et amputés.

10° « Mieux renseignés et complétement expérimentés aujourd'hui, les chirurgiens ne doivent plus se laisser intimider par cette douleur; ils doivent, au contraire, rassurer les malades et les engager à supporter avec courage et sans aucune appréhension fâcheuse, mais la considérer comme un indice certain de guérison (1).

« D'abord très-violente pendant quinze, vingt, trente minutes, elle diminue insensiblement et cesse plus ou moins rapidement, suivant les conditions individuelles et suivant la concentration de la liqueur employée; mais elle disparaît rarement avant trois ou quatre heures.... lorsque le calme est complétement rétabli, les malades, débarrassés de douleurs pathologiques et thérapeutiques, éprouvent un bien-être indéfinissable, qui les dédommage amplement des souffrances et des angoisses qu'ils ont éprouvées; les douleurs vives et brûlantes n'existent plus; les secousses et les élancements ont cessé; l'état général et local présente presque toujours une amélioration remarquable, et l'état local, le plus souvent une modification très-prononcée, quelquefois complète.

« Si je ne craignais pas de paraître paradoxal, dit M. Salleron, et de pousser l'enthousiasme un peu trop loin, je dirais que ces douleurs vives et prolongées m'ont toujours paru utiles et souvent nécessaires, non en provoquant une révulsion, mais

(1) La douleur que cause non-seulement le perchlorure, mais aussi les autres sels de fer sur les surfaces dénudées de leur peau, est spéciale au fer, au manganèse, et à quelques autres métaux de la même section; c'est une douleur *sui generis*, bien connue des fabricants de produits chimiques pour la teinture et les arts, ainsi que des ouvriers qui lui ont donné la dénomination de douleur métallique. Mais tous savent également que les sels de fer et de manganèse n'irritent ni n'enflamment jamais les plaies ni les écorchures accidentelles dans les laboratoires et les usines, et l'on ne s'en préoccupe pas davantage.

(*Note de l'auteur.*)

en imprimant une secousse énergique à des organiques profondément déprimés, en ranimant les forces vitales qui faiblissent, et en produisant des réactions suivies de crises salutaires....

« Le moral se relève, la figure s'épanouit, les fonctions se rétablissent, se régularisent, l'appétit se fait sentir, le sommeil revient calme, prolongé et réparateur. Lorsque la période des plus fortes douleurs est passée, les malades mangent avec appetit et digèrent parfaitement bien; aussi peut-on, sans inconvénients graves, céder à leurs désirs et leur accorder de suite une alimentation plus ou moins substantielle, qui devient promptement réparatrice et plus capable de prévenir une rechute que de la provoquer.

« ACTION PHYSICO-CHIMIQUE. — Au bout de vingt-quatre heures, poursuit M. Salleron (je n'ai jamais levé l'appareil plus tôt), la plaie est recouverte d'une croûte sèche, sonore, d'un gris jaunâtre, ou tout à fait jaune, quelquefois marbrée de stries ou de plaques brunes plus ou moins foncées, adhérente le plus souvent à tout le pourtour de la plaie; cette croûte est d'une consistance et d'une épaisseur variables; sa surface interne, molle et tomenteuse, est noirâtre ou tout à fait noire; la plaie est recouverte d'une matière fluente, crémeuse, inodore, noirâtre, quelquefois complétement noire, à reflets métalliques (1), d'une abondance variable. La partie la plus liquide soulève les bords de la croûte en plusieurs points par où elle s'écoule, et pénètre dans les pièces de pansement par

(1) La couleur noire est due à la décomposition des gaz sulfurés que produit la plaie, et par suite à la formation d'un sulfure de fer; ces phénomènes sont les indices des propriétés désinfectantes et antiputrides du perchlorure de fer, communes du reste au persulfate, au perazotate de fer, et aux mêmes composés à l'état de protosels. Les stries et la diversité de couleur que présente la croûte qui recouvre toujours la plaie après les applications du perchlorure, sont dues partie à la même cause, et partie à la coagulation de quelques globules sanguins.

(*Note de l'auteur.*)

imbition; l'autre, complétement inodore, comme la première, d'une consistance comme crémeuse, sirupeuse et souvent un peu mousseuse, adhère aux téguments, mais s'en détache assez facilement par le lavage. La plaie nettoyée et détergée présente le plus souvent, après la première application, une coloration déjà rougeâtre ou seulement quelques points rouges; ses bords sont dégorgés, affaissés; leur décollement a diminué ou complétement disparu: l'engorgement sous-jacent et périphérique est quelquefois complétement dissipé; le plus souvent, il ne reste qu'un peu d'empâtement diffus; la surface de la plaie, toujours d'une étendue relative moindre, par suite de la disparition du gonflement, un peu ou beaucoup moins sensible, n'exhale plus aucune odeur spéciale ni blessante pour l'odorat.

« Lorsque le perchlorure est appliqué sur la surface sanglante d'un moignon, ou injecté dans des trajets obliques et sinueux, la croûte est toujours moins épaisse et moins solide; mais les phénomènes locaux et généraux sont identiquement, partout et toujours, de même nature, et ne varient que sous le rapport de la forme et de l'intensité.

« En résumé, continue M. Salleron, le perchlorure de fer est moins effrayant que le fer rouge, quoique beaucoup plus douloureux; il n'élargit jamais la surface traumatique, et la rétrécit presque constamment par le dégorgement rapide des parties voisines. Il modifie profondément la vitalité des tissus, et il produit une réaction générale salutaire, et jamais de perturbations fonctionnelles inquiétantes et dangereuses; les douleurs pathologiques disparaissent rapidement, et la nature des sécrétions morbides est constamment modifiée ou complétement changée. Son emploi ne nécessite aucune préparation, aucune perte de temps, considération importante dont il faut tenir compte à l'armée dans les conditions d'encombrement où la durée de chaque pansement entre souvent pour beaucoup dans la somme des résultats généraux; sa consistance liquide permet de l'injecter dans les trajets obliques et sinueux, et de l'y maintenir assez pour assurer son action; il agit à distance, et il n'est presque jamais rigoureusement nécessaire de faire des débridements préalables; on peut renouveler les applications facilement toutes les vingt-quatre heures, et même plus souvent, si on le juge nécessaire. Appliqué sur les articulations dénudées de leurs parties molles, il est sans action nuisible sur les téguments et sur la synoviale; il favorise, au contraire, la résorption de l'épanchement articulaire. »

Quant aux douleurs vives que produit presque toujours l'application du perchlorure de fer, M. le docteur Salleron les considère, ainsi que nous l'avons déjà dit, comme étant plutôt utiles que nuisibles, et souvent même nécessaires. Nous savons, du reste, qu'elles sont inoffensives, qu'elles ne provoquent jamais d'accidents, et sont toujours suivies d'une ample compensation qu'on n'obtiendrait pas sans elles. Mais elles ont l'inconvénient, d'après M. Salleron lui-même, « d'inspirer aux malades beaucoup de répugnance pour les applications suivantes, malgré le calme, le bien-être et l'amélioration qui en résulte chaque fois. » — Malgré les conditions mauvaises où se trouvent presque toujours placés, médecins et malades, dans les hôpitaux militaires, pendant les grandes guerres, on se demande pourtant si, dans certains cas, lorsqu'on est en présence d'un malade affaibli, d'une nature timide et sans force morale, on ne pourrait pas, ainsi que l'a fait avec succès M. Broca, le plonger dans le sommeil anesthésique avant d'appliquer le perchlorure, ce qui permettrait d'agir très-énergiquement dès le début.

MODE DAPPLICATION DU PERCHLORURE DE FER DANS LA POURRITURE D'HOPITAL

(*D'après les indications de M. Salleron.*)

1° « Il faut préalablement absterger la plaie soigneusement, détacher toutes parties mortifiées et purulentes, enlever le plus exactement possible les matières pulpeuses; mais il faut, avant tout, ménager le sang et la sensibilité du malade, ne pas lui causer des douleurs qui sont toujours nuisibles et jamais nécessaires. L'action du perchlorure de fer étant beaucoup plus prolongée que celle du fer rouge, il n'est pas rigoureusement nécessaire, comme pour ce dernier, d'arriver aux parties encore organisées. Mais toutes les fois que l'ablation des produits de mortification et de sécrétion morbide est facile et peu douloureuse, il faut la faire pour rendre son action plus rapide et plus certaine.

2° « Un gâteau de charpie d'une épaisseur variable, d'un à deux centimètres et même plus, au moins aussi large que la plaie, bien imbibé de perchlorure normal (30° Baumé) ou allongé d'un tiers d'eau, au plus, est ensuite appliqué sur la surface traumatique; on le recouvre de charpie sèche, d'une ou de plusieurs compresses, le tout assujetti par une bande. L'appareil doit rester vingt-quatre heures en place, à moins qu'il ne soit nécessaire d'agir énergiquement, de précipiter la modification de la plaie, si toutefois le malade a le courage, au bout de douze heures, de supporter une seconde application. Sur les plaies artificielles, dit M. Salleron, je n'ai jamais trouvé l'indication ni l'urgence de faire des applications si rapprochées. Mais sur les moignons des amputés, dans les aufractuosités d'une plaie profonde, difficile à déterger, lorsque le mal a fait des progrès rapides et étendus, il faut agir plus promptement et plus énergiquement.

3° « Le premier soin en levant l'appareil, est d'enlever la croûte, laquelle n'adhère au pourtour de la plaie que par dessiccation. Cette ablation immédiate est presque inoffensive; on doit la faire de suite et sans hésiter; elle permet de procéder au nettoyage de la plaie et de juger aussitôt de la modification locale obtenue.

« Lorsque cette modification n'est pas jugee suffisante, il

faut soigneusement éviter de laisser perdre le bénéfice de la première application avant de faire la seconde; malgré les douleurs vives qu'elles déterminent, il vaut mieux en faire trop que trop peu, et prendre toujours pour guide l'état général et ensuite l'état local, bien que celui-ci soit toujours le thermomètre du second. »

4° Dans les cas très-graves, lorsque l'état général ne se modifie pas avantageusement et reste compromettant, ce sera le cas où l'administration à l'intérieur du perchlorure, à l'aide de la potion formulée plus haut, rendra de grands services, en la combinant avec un régime convenable, tonique et réparateur, proportionné à l'état du malade.

« Il faut de plus, dans ces cas, dit M. Salleron, répéter les applications locales au moins toutes les vingt-quatre heures, pendant plusieurs jours de suite, jusqu'à une modification complète et solide ; mais en ayant soin d'étendre d'eau plus ou moins la liqueur employée, suivant l'effet obtenu et celui qui reste à obtenir, afin d'éviter des douleurs vives et prolongées, qui finissent par décourager et fatiguer le malade. Toutefois, de crainte de tout compromettre, pour le salut du malade et l'efficacité du moyen thérapeutique, il ne faut jamais attendre, pour renouveler les applications, la perte complète de l'amélioration produite par les précédentes; le meilleur moyen de ménager la sensibilité du malade et de lui épargner une grande somme de douleurs, c'est d'agir énergiquement dès le principe et de soutenir par des applications successives, jusqu'à modification complète de l'état général et local »; en insistant, nous le répétons à notre tour, sur la médication interne, qui doit toujours avoir pour base la potion perchlorurée, à dose très-modérée, pour ne pas fatiguer les muqueuses stomacales, mais continuée tant qu'elle est bien supportée, et tant que l'amélioration désirée n'est pas obtenue et entièrement assurée.

5° « Sur les plaies superficielles, continue M. Salleron, l'application du perchlorure est simple et facile ; mais dans les trajets obliques, sinueux, inaccessibles à la vue et au toucher, il n'est plus possible d'agir de la même manière; il faut d'abord provoquer, par des moyens convenables, la sortie aussi complète que possible des parties désorganisées et des matières purulentes, ne pas craindre de faire les débridements nécessaires et possibles, parce que l'écoulement du sang peut être promptement arrêté et les avantages toujours supérieurs aux inconvénients; on porte ensuite le plus profondément possible des bourdonnets de charpie imbibés de perchlorure de fer, ou que l'on imbibe après leur introduction, si le trajet est long, oblique, sinueux, d'un accès difficile; s'il existe deux ouvertures opposées, on ferme d'abord la plus déclive par un tampon de charpie, on remplit ensuite le trajet traumatique de perchlorure, que l'on retient en place en fermant l'ouverture la plus élevée par un second tampon, et le tout est assujetti par un bandage convenable. Toutes les fois qu'il sera possible de séparer les surfaces traumatiques par des bourdonnets de charpie, il y aura avantage à le faire, parce que le perchlorure agit alors plus sûrement et plus énergiquement. Lorsqu'il a été nécessaire de faire des débridements préalables, il faut d'abord arrêter l'écoulement sanguin avant d'appliquer le perchlorure qui, autrement, agirait immédiatement comme coagulant, et n'aurait plus une action suffisante comme modificateur.

« Lorsque la pourriture se déclare sur le moignon d'un amputé, les règles à suivre pour l'application du perchlorure seront les mêmes, mais, dans les circonstances endémo-épidémiques, lorsque l'on a bien étudié la pathogénie et le mode d'évolution de la pourriture, et suffisamment noté les symptômes locaux et généraux qui indiquent sa prochaine manifestation, « je crois, dit M. Salleron, qu'un chirurgien expérimenté et prudent devra prévenir le mal et ne pas attendre l'apparition des symptômes rationnels seulement. En pareille occurence, l'erreur serait toujours profitable au blessé, comme je le prouverai plus loin, en parlant de l'infection purulente. »

« Lorsque le perchlorure de fer a suffisamment modifié la surface traumatique, il faut soutenir l'amélioration par une médication locale et générale, appropriée aux forces réactives du blessé, et surtout par des topiques convenables, pour maintenir la plaie dans un état d'excitation suffisante au développemeut des bourgeons charnus. »

Mais de la guerre d'Orient à celle d'Italie, époque pendant laquelle M. Salleron publia son premier mémoire, et depuis cette dernière, la thérapeutique générale de l'emploi du perchlorure, à l'intérieur comme à l'extérieur, a fait de très-grands progrès.

A chaque pansement, la plaie doit être soigneusement détergée par un lavage à l'eau aiguisée de chlorures de chaux où de soude liquides, ou simplement d'un vingtième de perchlorure de fer (1); puis s'il reste encore quelques points

(1) Il s'est fait beaucoup de bruit, depuis quelques années, autour de l'acide phénique et du phénol (composé phénique non défini.)

Dans tout ce qui a été dit pour ou contre l'acide phénique et ses dérivés, il y a eu beaucoup d'exagérations au milieu de vérités utiles à connaître.

L'acide phénique est un caustique puissant, dangereux à manier; appliqué sur le vivant, il produit d'affreuses et profondes brûlures; sa solution, à moins d'être très-étendue, ne se borne pas *a une action irritative et excitante* sur les plaies, comme le fait le perchlorure de fer; elle les irrite réellement et les enflamme outre mesure. Le phénol est beaucoup moins actif, mais son application, à l'etat de solution un peu concentrée, est fort loin d'être exempte d'inconvénients.

Nous dirons donc: Ne faites usage, en aucun des cas qui nous occupent ici, ni de l'acide phénique ni du phénol comme hémostatiques, ni comme modificateurs des surfaces traumatiques; car, sous aucun de ces deux rapports, ni l'un, ni l'autre ne sauraient être mis en comparaison avec les persels de fer : perchlorure, persulfate et perazotate!

Ces derniers, comme hémostatiques, ne sauraient être comparés à aucun de leurs équivalents thérapeutiques; et, comme modificateurs des sur-

suspects, on touche les points malades, selon la recommandation de M. *Devergié*, avec un bourdonnet de charpie trempée dans une solution de perchlorure de fer liquide à 30°, mêlée à 1 ou 2 parties d'eau. Puis on termine le pansement avec la pommade suivante, du même auteur.

Pr. axonge. . . . . 30 grammes.
Perchlorure de fer à 30° . . . . 10 à 20 gouttes.
Mêlez.

Le glicérolé suivant, dû à M. Réveil, est précieux pour hâter la cicatrisation des plaies.

Pr. Glycérine. . . . . 40 grammes.
Perchlorure de fer à 30°. . . . . . . 4 grammes.
Mêlez.

Plus tard, on substitue aux chlorures de chaux ou de soude le vin aromatique pur ou additionné d'alcool camphré ; et on continue à terminer le pansement avec la pommade ou le glycérolé ci-dessus.

faces traumatiques, ils possèdent des propriétés spéciales, auxquelles, pour une partie seulement, le fer rouge peut être seul comparé Le perchlorure de fer et ses deux congénères ont toutes les propriétés thérapeutiques de l'acide phénique, sans avoir aucun de ses incontestables inconvénients, ou mieux de ses dangers.

Mais le phénol, et surtout l'acide phénique, qui est volatil, employés en solution convenable, comme désinfectants d'une grande puissance pour purifier l'air des salles des hôpitaux, en laver les murs, le sol et les objets à l'usage des malades, etc., les débarrasser des miasmes putrides épidémiques, qui sont la cause génératrice de la pourriture, de l'infection purulente, et comme conséquence du typhus d'hôpital, nous paraissent appelés à rendre de très-grands services. Sous ce point de vue, et à cet égard seulement, nous les considérons comme des *adjuvants* très-utiles du perchlorure de fer ; sans admettre, toutefois, qu'ils puissent jamais devenir, sous aucun rappport (pour les usages spéciaux qui font l'objet de ce travail), *des succedanes* des persels de fer à acides minéraux.

(*Note de l'auteur.*)

COLLODION FERRUGINEUX.

Réveil.

Collodion ordinaire.	*a a* parties
Teinture éthérée de perchlorure de fer	égales.

Ce collodion ne s'écaille pas, il est très-résistant. Employé comme astringent et siccatif, il peut rendre de très-grands services dans les hôpitaux et dans les ambulances militaires.

Son emploi sur les plaies peu profondes peut avoir le précieux avantage de les soustraire à l'action de l'air et des miasmes putrides.

D'après Aran, il vaudrait mieux employer le collodion élastique pour sa préparation.

TRAITEMENT INTERNE PROPHYLACTIQUE

DE LA POURRITURE D'HOPITAL

Il vaut infiniment mieux prévenir les maladies que d'avoir à les guérir.

« Quelle que soit l'efficacité du perchlorure de fer, dit en effet M. Salleron, lorsque cette affection sévit dans les circonstances de guerre et d'encombrement sous forme endémique et épidémique, sur des blessés plus ou moins épuisés, je répète qu'il y a intoxication de tout l'organisme, que l'état de la plaie n'est que la manifestation locale d'un état pathologique général qu'il faut combattre; d'abord, que la modification locale isolée réussira rarement, et seulement dans les cas légers ; que, dans les cas graves, elle sera le plus souvent impuissante et insuffisante pour enrayer la marche de la complication, et empêcher l'aggravation de l'état général par la superposition des symptômes additionnels que développera la désorganisation locale ; avec le perchlorure, comme avec tous les autres moyens, il faut toujours commencer par le traitement général avant de recourir aux topiques; et dans les cas graves, où la temporisation pourrait être compromettante, faire marcher ensemble le traitement interne et externe pour limiter le plus rapidement possible la désorganisation locale. »

A l'époque où M. Salleron donnait ces conseils, qu'il est si sage de suivre en pareils cas, il doutait encore de l'action dynamique ou générale du perchlorure employé à l'extérieur ; il la pressentait, comme il le dit lui-même, en face des résultats remarquables qu'il retirait de son emploi, mais sans oser l'admettre nettement. De plus, M. le docteur Salleron, éloigné de la France, absorbé par un travail incessant au milieu d'un grand nombre de blessés, n'avait pas pu prendre connaissance, à cette époque, des résultats obtenus par l'emploi interne du perchlorure de fer; il ignorait, alors, combien son administration à l'intérieur était puissante « pour enrayer « l'état endémique, et donner à l'organisme la force de réac- « tion nécessaire pour échapper à l'intoxication générale « qui est la cause principale, sinon unique, de la pyohémie ou « infection purulente, cette autre redoutable complication des « plaies par armes à feu. »

En conséquence, pendant tout le travail de cicatrisation des plaies, alors même que la marche en est normale et régulière, il sera toujours prudent, en temps de guerre, dans les salles des hôpitaux : de toucher les plaies à chaque pansement, avec un bourdonnet de charpie trempé dans un melange d'une partie perchlorure de fer dans cinq à dix parties d'eau, suivant les cas et l'état de la plaie (Devergié); de plus, de donner, par cuillerée à bouche, toutes les deux heures, une des deux potions perchlorurées, formulées plus haut ; en soutenant en outre, cette médication, par les préparations toniques, de quinquina (principalement) et par un régime convenable et réparateur.

CHAPITRE II

De l'infection purulente et de son traitement par le perchlorure de fer

C'est encore M. le docteur Salleron que nous laisserons parler ici :

« Plusieurs fois j'avais observé une modification notable et très-avantageuse, quoique toujours incomplète et de courte durée, des surfaces traumatiques sur lesquelles on avait appliqué le perchlorure de fer comme hémostatique ; mais je n'en avais jamais tiré aucune induction théorique ni pratique, et je n'ai pensé à combattre l'infection purulente avec cet agent chimique qu'après avoir bien constaté son efficacité et son mode d'action contre la pourriture d'hôpital. Si j'avais pensé plus tôt à faire une analyse rigoureuse du mode d'intoxication purulente et de la marche de cette affection, qui se produisait journellement sous nos yeux, en débutant presque toujours d'une manière identique, en revêtant presque invariablement les mêmes formes, en produisant les mêmes lésions et entraînant presque inévitablement la même terminaison, il m'eût été facile d'entrevoir, dans les propriétés du perchlorure de fer, un agent très-efficace pour prévenir la pénétration du pus dans les voies circulatoires, ou pour l'arrêter avant la production des phénomènes généraux, assez graves pour rendre toute médication impuissante.

« Malgré l'inconvénient et l'ennui des répétitions, continue M. Salleron, comme dans les deux états morbides, le mode d'intoxication, est différent, pour bien faire comprendre les idées théoriques qui m'ont guidé dans l'emploi du perchlorure de fer contre la pyohémie, je dois, comme je l'ai fait pour la pourriture d'hôpital, rappeler les mauvaises conditions physiologiques de nos blessés, surtout de nos amputés, et décrire sommairement les différents modes d'intoxication qui ont été les plus fréquents et les plus évidents. »

M. le docteur Salleron entre ensuite dans de très-intéressantes appréciations étiologiques et théoriques sur l'infection purulente, trop étendues pour que nous puissions les reproduire ici. Le travail de ce savant chirurgien (que nous avons indiqué plus haut), est connu aujourd'hui, du reste, de la plupart des chirurgiens militaires. Nous nous bornerons donc à rapporter, dans ce qui va suivre, la partie qui traite spécialement de l'application topique du perchlorure de fer contre la pyohémie.

« Le traitement de l'infection purulente dans toutes les circonstances possibles, bonnes ou mauvaises, continue M. Salleron, repose sur trois indications générales bien formulées par M. Sédillot, mais fort difficiles à remplir convenablement avec les ressources thérapeutiques dont la chirurgie militaire disposait avant l'emploi du perchlorure de fer.

« 1° Prévenir les causes de la pyohémie.— Toute suppuration, si mince qu'elle soit, pouvant devenir le point de départ de la pyohémie, doit être prévenue comme le moyen prophylactique le plus sûr. . . . .
. . . . »

« 2° ARRÊTER LA PÉNÉTRATION DU PUS DANS LE SANG EN CAS DE PYOHÉMIE DÉCLARÉE.—Lorsque la pyohémie est déclarée, quelle que soit la voie par laquelle le pus a pénétré dans le sang, ce qu'il n'est pas toujours possible de connaître *à priori*, il faut de suite mettre à découvert toutes les surfaces suppurantes en séparant violemment les lambeaux, si la plaie a été réunie par première intention, faire les débridements nécessaires pour ouvrir une large issue au pus, découvrir tous les foyers de suppuration pour avoir la facilité de porter partout le perchlorure de fer. En pareille circonstance, il ne faut pas de demi-mesures, il faut agir promptement et énergiquement parce que, dans les pyohémies déclarées et en apparenee les plus graves, on pourra encore réussir souvent, mais avec le perchlorure de fer seulement, mieux encore qu'au moyen du fer rouge. Quant aux autres topiques détersifs, astringents, irritants, caustiques, solides et liquides, ils sont toujours insuffisants sur les surfaces traumatiques, larges, profondes, anfractueuses ; ils ne méritent aucune confiance et ne peuvent que faire perdre un temps précieux, en inspirant une fausse sécurité par les modifications superficielles qu'ils produisent quelquefois.

« 3° Après le traitement local, après avoir enrayé la marche de la pyohémie, il faut s'occuper de traiter les inflammations locales déterminées par la présence du pus dans le sang et les organes, faciliter l'élimination des principes toxiques introduits dans l'économie, en combinant les applications externes, avec un énergique traitement tonique interne, et un régime fortifiant et réparateur. »

Comme nous l'avons fait en parlant de la pourriture d'hôpitrl, nous insisterons donc, à propos du traitement de la pyohémie, sur la nécessité d'administrer alternativement les potions perchlorurees, avec les préparations de quinquina, le vin principalement ; en y joignant un régime alimentaire approprié à l'état du malade.

M. Salleron fait ensuite le choix de cinq cas d'infection purulente, qui lui paraissent suffisants, dit-il, « pour prouver que le perchlorure de fer possède toujours et partout des propriétés médicamenteuses, réelles et précises, bien supérieures aux propriétés de tous les agents qu'emploie la thérapeutique chirurgicale dans les mêmes circonstances, contre les mêmes affections. »

Comme nous avons déjà fait en traitant de la pourriture d'hôpital, nous nous bornerons à donner ici les titres de ces cinq observations, priant de nouveau le lecteur, qui désirerait en connaître le détail, de voir l'ouvrage officiel déjà indiqué.

PREMIÈRE OBSERVATION.

Coup de feu au pied gauche; pourriture d'hôpital arrêtée; récidive, insuccès de plusieurs moyens, du perchlorure de fer et du cautère actuel; amputation de la jambe au lieu d'élection; commencement de résorption purulente arrêtée par le perchlorure de fer.

DEUXIÈME OBSERVATION.

Large ulcère fongueux à la partie externe et postérieure de la face dorsale du pied droit, compliqué de pourriture ulcéreuse mal cicatrisée; arthrite tibio-tarsienne consécutive; amputation de la jambe; accidents d'infection purulente arrêtés par le perchlorure de fer; récidive intense et rapidement mortelle.

TROISIÈME OBSERVATION.

Sphacèle par congélation du pied gauche; amputation de la jambe au lieu d'élection; récidive immédiate. Commencement de pyohémie arrêtée par le perchlorure de fer.

QUATRIÈME OBSERVATION.

Coup de feu à la partie supérieure du bras avec fracture de l'humérus; érysipèle phlegmoneux; extraction d'une grosse esquille; mobilité consécutive du fragment; ensuite, symptôme de résorption deux fois arrêté par les injections de perchlorure; guérison.

CINQUIÈME OBSERVATION.

Plaie contuse au coude gauche par coup de feu; ensuite, abcès à la partie supérieure de la cuisse ; symptômes généraux graves, insuffisance des injections iodées; rapide amélioration locale et générale par les injections de perchlorure de fer.

MODE D'ACTION.

Action locale. — « Il agit comme tonique, comme stimulant; mais avec une puissance et une sûreté d'action qui constituent une véritable propriété exceptionnelle, que l'on ne peut obtenir avec aucun autre de ses équivalents thérapeutiques, ni par la combinaison de plusieurs. Il modifie la vitalité des tissus, il stimule énergiquement les surfaces suppurantes ; il active ou développe les propriétés vitales languissantes, incapables de résister aux causes destructives, et de fournir les éléments nécessaires au travail de réparation.

« Dans la première et la seconde période de la pyohémie, il favorise et active la formation de la membrane pyogénique ; il régularise et accélère le travail de cicatrisation, qui, une fois bien établi, rend impossible la pénétration mécanique des matières purulentes dans les vaisseaux divisés. Cette action stimulante, si positive et si utile, la seule réelle, m'a paru produire une modification particulière, peut-être révulsive ou substitutive, dans deux circonstances inhérentes surtout aux plaies d'amputation. Appliqué sur l'extrémité de l'os divisé, j'ai vu plusieurs fois le perchlorure de fer modifier si avantageusement et si rapidement l'inflammation du canal médullaire, enrayer si complétement la marche de l'ostéo-myélite, qu'il m'est impossible de ne pas lui supposer la même puissance d'action contre la lymphangite et la phlébite des veines du moignon. Je n'ai aucune observation concluante pour appuyer le fait d'une démonstration directe, mais je le crois positif et digne d'une sérieuse attention; car, s'il était réel, il aurait une grande importance pratique (1).

Action physico-chimique. — « Les phénomènes physico-chimiques sont les mêmes que dans la pourriture d'hôpital : formation d'une croûte plus ou moins épaisse; ensuite, écoulement de matières liquides noirâtres, d'une consistance et d'une abondance variables. Après les premières applications, la plaie ne fournit plus qu'un liquide noirâtre, pailleté, peu abondant.

« Mais, outre son action stimulante, le perchlorure de fer possède une propriété désinfectante bien supérieure à celle des chlorures alcalins; il change presque instantanément la nature des produits morbides, dont l'odeur forte, désagréable,

(1) Le doute sur ces points si importants n'est plus permis aujourd'hui, on le sait. Le perchlorure de fer appliqué sur les surfaces traumatiques possède une action dynamique en tout semblable à celle que détermine son administration à l'intérieur. — Il y a même plus, puisque, depuis la première démonstration de MM. *Thierry* et *Broca*, tous les chirurgiens savent que le perchlorure de fer peut coaguler le sang à travers les parois veineuses et suspendre l'inflammation des vaisseaux.

En outre, depuis les observations de M. *Pize* sur l'emploi du perchlorure de fer contre la *purpura hæmorrhagica*, de M. *Viga*, dans l'hématarie; de M. *Méran*,[1] dans les hémorrhagies passives de l'utérus; de MM. *Pétrequin*, *Socquet*, *Valette*, etc., etc., dans l'érysipèle, il est démontré que le perchlorure de fer possède : « une action sédative puissante, et presque instantanée sur la circulation du sang. »

Quinze à vingt gouttes de perchlorure, administrées dans un demi-verre d'eau sucrée, suffisent pour faire tomber le pouls, pour ralentir, dans une proportion considérable, la circulation du sang dans les vaisseaux capillaires, et faire cesser les plus graves hémorrhagies. « Dans les « érysipèles de la face, MM. Socquet et Valette ont vu, après l'adminis- « tration de 40, 60 à 80 gouttes de perchlorure, dans deux verres de li- « monade, la rougeur érysipélateuse cesser en vingt-quatre heures, et la « partie malade, devenue d'un blanc mat, était recouverte d'une des- « quamation farineuse. »

Ces divers ordres de faits, très-connus aujourd'hui, lèvent les doutes que conservait encore M. Salleron, en 1856, et donnent à son hypothèse d'alors sur l'action du perchlorure de fer « contre la lymphangite et la phlébite des veines du moignon, » la valeur d'une vérité acquise à la science.

plus ou moins fetide, et quelquefois putride, disparaît rapidement. Cette propriété antiputride est beaucoup plus précieuse dans la pyohémie que dans la pourriture d'hôpital; les phénomènes initiaux de l'altération du sang sont presque toujours, comme je le crois, surtout dans les conditions organiques et hygiéniques mauvaises, produits par la résorption ou la pénétration mécanique des parties séreuses altérées; en détruisant la fétidité des matières purulentes, on les rend moins toxiques et peut-être inoffensives, jusqu'à ce que l'établissement définitif de la membrane pyogénique s'oppose à leur absorption (1).

(1) M. le docteur Salleron est encore ici parfaitement dans le vrai. — Nous avons établi, dans notre traité sur l'action thérapeutique du perchlorure de fer, que, dans les suppurations de mauvaise nature, le pus sécrété était toujours accompagné de gaz qui lui communiquaient l'odeur fétide qui le caractérise. Ces gaz, avons-nous dit, sont de l'acide carbonique combiné à de l'ammoniaque, des composés phosphorés, mal définis, et enfin du gaz acide sulfhydrique en quantité toujours notable. — La présence des composés sulfureux est rendue évidente par la couleur noire qu'ils communiquent aux liquides purulents, aux parties molles de la peau, au linge des pansements et aux surfaces osseuses mises à nu, comme le fait observer M. Salleron immédiatement après.

Cette couleur, comme nous l'avons déjà dit, est due uniquement à la double décomposition du perchlorure de fer et du gaz sulfhydrique, et à la formation du proto-sulfure de fer qui est noir, comme on sait. Ce phénomène chimique à pour conséquence immédiate la cessation de l'odeur fétide.

« Mais il faut tenir compte également de l'entraînement mécanique par les composés gazeux, de molécules de matière organique en putréfaction, également coagulées et rendues inodores et inertes par le sel ferrique. »

C'est encore à un effet semblable, c'est-à-dire à l'action du gaz sulfhydrique sur le plomb qui fait la base de l'emplâtre diachylon, et à la formation du sulfure de plomb, qu'est due la coloration noire que prennent les bandelettes de sparadrap-diachylon dans le pansement des plaies fétides.

Or, lorsque la pyohémie vient se déclarer et que le pus pénètre dans le sang avec les gaz qui l'accompagnent, les phénomènes toxiques généraux qui surgissent (en tenant compte de la propriété fermentescible

« Le perchlorure de fer, continue M. Salleron, imprime aux liquides purulents, et par suite aux parties molles du voisinage, ainsi qu'aux pièces de pansement, une coloration noire, plus ou moins foncée, qui ne doit inspirer aucune crainte, parce qu'elle est toute physique, superficielle, et nullement le signe d'une altération de texture. Cette coloration, résultant de la décomposition du produit chimique employé, disparaît facilement par le lavage, ou est promptement enlevée par la suppuration. Sur les extrémités ou les surfaces osseuses dénudées, la coloration est plus foncée, plus uniforme, plus persistante; il semble qu'elle pénètre l'os par imbibition ou qu'elle attaque chimiquement la lame superficielle; elle disparaît lentement, mais elle est tout aussi inoffensive, et paraît même favoriser la formation des granulations qui ne tardent pas à s'établir. Sur les cartilages, elle est encore plus noire, plus persistante, et ne disparaît que par leur exfoliation ou leur élimination, qu'elle accélère d'une manière incontestable. »

MODE D'APPLICATION.

« Avant d'appliquer le perchlorure de fer sur une surface

des miasmes de la matière organique putréfiée), sont dus en grande partie à l'action chimique des composés gazeux sur le sang, et principalement, sinon exclusivement, du gaz sulfhydrique. Ce dernier, en effet, exerce l'action la plus pernicieuse sur le sang, dont il tend à désorganiser les globules pour s'emparer du fer qu'ils contiennent. C'est pour cela que le gaz sulfhydrique est un poison si violent pour les animaux qui le respirent en quantité même minime. L'homme et les animaux de la plus forte taille ne peuvent en supporter que des quantités relativement très-faibles.

Mais, comme nous venons de le dire, le perchlorure de fer ne se borne pas à décomposer les gaz fétides toxiques, il coagule de plus les miasmes solides putrides, et il leur enlève complétement leur propriété fermentifère

On conçoit, dans les deux cas, ce que ignorait alors M. Salleron, combien l'administration interne du perchlorure peut aider efficacement son action topique et chimico-physique externe. (*Note de l'auteur.*)

traumatique, pour prévenir au enrayer l'intoxication purulente, il faut la déterger et la régulariser autant que possible, faire les débridements nécessaires pour mettre largement à découvert toutes les parties qui fournissent de la suppuration, afin que toutes les surfaces sécrétantes soient accessibles à l'action du topique. Si, dans la pourriture d'hôpital, le contact immédiat du perchlorure de fer sur toute l'étendue de la plaie n'est pas rigoureusement nécessaire pour déterminer une modification suffisante et curative, je crois ce contact immédiat indispensable pour prévenir ou pour enrayer la pyohémie ; il faut tout faire pour l'obtenir, sans toutefois dépasser les limites de la prudence et du possible. Un plumasseau de charpie imbibé de perchlorure pur ou étendu est ensuite appliqué sur toute la surface traumatique, et maintenu par un appareil convenable. Il est rarement nécessaire de renouveler le pansement avant vingt-quatre heures, à moins qu'il ne soit très-urgent de faire une nouvelle application pour obtenir une modification plus complète et plus rapide.

« Dans les plaies profondes et sinueuses, lorsqu'il n'est ni possible, ni prudent de faire des débridements convenables et nécessaires, il faut porter, jusqu'au fond, des bourdonnets de charpie imbibés de perchlorure, ou que l'on imbibe après leur introduction, ou simplement encore, en y faisant pénétrer le perchlorure de fer liquide par injection, et l'y maintenant le plus longtemps possible par la superposition de charpie et de compresses qui, maintenant fermée l'ouverture externe, assurent le contact prolongé du médicament.

« Lorsqu'il existe des arrière-cavités d'un accès difficile, il faut préalablement introduire une sonde métallique ou de gomme élastique, pour assurer la pénétration de la liqueur dans les parties les plus profondes et les plus difficiles à toucher.

« Dans les cavités purulentes inaccessibles à la vue et au toucher, quand l'ouverture cutanée est large et la rétention du médicament difficile, il faut préalablement pratiquer des injections détersives, pour nettoyer les parois de la poche et assurer l'action du perchlorure. Si cette modification préalable est impossible, il faut alors injecter la liqueur très-concentrée et en rapprocher les applications.

« A la surface d'un moignon, il s'applique sur les plaies superficielles, avec un plumasseau que l'on pousse jusqu'au fond; mais, s'il existe des anfractuosités, il faut préalablement les remplir de bourdonnets inbibés de perchlorure, afin de multiplier, autant que possible, les points de contact du médicament et d'agir sur toute l'étendue de la plaie.

« Il faudra toujours subordonner la concentration de la liqueur à la nature de la plaie, à la période du mal et à la modification plus ou moins rapide que l'on veut obtenir.

« Comme dans la pourriture d'hôpital, il faut toujours agir énergiquement dès le principe pour obtenir un résultat prompt et satisfaisant, pour ne pas être obligé de multiplier les sources des douleurs thérapeutiques, et surtout ne pas laisser perdre le bénéfice d'une première application avant l'emploi d'une seconde; il faut soutenir l'action du médicament par des applications répétées, jusqu'à modification complète des surfaces traumatiques. »

Et nous ne cesserons de le répéter, aider l'action topique externe par l'administration du perchlorure à l'intérieur.

« Lorsque la plaie a pris un aspect rouge et vermeil, lorsque la granulation est bien établie, les bourgeons charnus de bonne nature et la modification complète, pour la soutenir, il suffit le plus souvent de faire à chaque pansement de simples irrigations avec une solution étendue de perchlorure, de panser ensuite avec la pommade ou le glycérolé de perchlorure de fer, dont nous avons donné les formules, et simplement après, avec le vin aromatique ou le styrax, auxquels on substitue le cérat simple aussitôt que le travail de cicatrisation est bien établi; « parce que, en continuant trop longtemps l'emploi des excitants, comme je l'ai fait quelquefois par excès de précaution, dit M. Salleron, on retarde la guérison ; inconvénient toujours sérieux dans un hôpital, et surtout dans les conditions d'encombrement (1). »

Vers la fin de la campagne d'Italie, M. le docteur Salleron, dans une lettre adressée au conseil de santé de l'armée et à l'Académie impériale de médecine, à Paris, concluait ainsi à l'égard de son premier travail :

« 7 septembre, 1859.

« Depuis trois mois, j'ai eu de nombreuses occasions d'appliquer et de faire appliquer le perchlorure de fer pour combattre la pourriture d'hôpital, et surtout l'infection purulente, sur les blessés de l'armée d'Italie. Les résultats que j'ai obtenus sont si positifs et si satisfaisants, qu'ils ont confirmé de la manière la plus complète tout ce que j'ai dit dans mon premier travail, et solidement établi les propriétés de cet agent thérapeutique contre les deux principales complications des plaies par armes à feu.

« Dans les hôpitaux de Turin, nous avons eu peu de cas de pourriture d'hôpital, cette complication s'est montrée presque

(1) Dans les armées en campagne, les soldats, comme cela arriva pendant la guerre d'Orient, sont très-sujets à diverses affections de la bouche. Les docteurs Barudel et Gueury, en Crimée, eurent beaucoup à se louer du mélange suivant, contre la gengivite et la stomatite scorbutique :

COLLUTOIRE POUR TOUCHER LES GENCIVES.

Suc de citron	4	grammes.
Perchlorure de fer à 30°	4	—
Eau	10	—

Mêlez.

NOTA. On ne doit jamais oublier que le perchlorure de fer est incompatible avec la gomme, avec les préparations de quinquina, de ratanhia et de cachou. Lorsqu'on donne simultanément ces diverses préparations toniques et astringentes avec le perchlorure, il faut mettre une heure d'intervalle, au moins, entre leur administration et celle du perchlorure de fer.

toujours sous la forme ulcéreuse à marche quelquefois rapidement destructive; le plus souvent sous la forme plutôt pultacée que véritablement pulpeuse, à marche lente, chronique, ne produisant pas de désorganisations profondes, mais difficile à modifier radicalement sur quelques blessés épuisés par une abondante suppuration et par un long séjour à l'hôpital. Le perchlorure de fer, appliqué suivant les indications que j'ai données, a constamment triomphé de la pourriture d'hôpital avec une sûreté d'action qui a convaincu tous les médecins qui me l'ont vu appliquer.

« Mais c'est surtout contre l'infection purulente chronique que le perchlorure de fer nous a rendu de véritables services, et nous a permis de conserver un certain nombre de membres fracturés qui, sans lui, auraient nécessité des amputations consécutives sur quelques blessés; il a permis de retarder l'opération, pour attendre une saison et une température plus favorables à la réussite des amputations, qui ont été assez souvent suivies d'accidents graves pendant les chaleurs de l'été.

« J'ai vu si souvent le perchlorure de fer enrayer rapidement la marche de l'infection purulente, dissiper en peu de temps des symptômes graves et menaçants, transformer en peu de jours d'une manière si complète et si avantageuse l'état local en général, que je ne peux plus douter de ses propriétés thérapeutiques, et surtout prophylactiques de la pyohémie.

« Dans les trajets purulents sous-cutanés et profonds, il a souvent déterminé des guérisons rapides, et plusieurs fois arrêté et dissipé des érysipèles traumatiques.

« A Turin, ayant eu constamment à surveiller plusieurs services de blessés, et n'ayant jamais pu en faire un d'une manière suivie, j'ai pu me convaincre combien il est important, avec le perchlorure de fer, comme avec tout autre agent thérapeutique, d'agir rapidement et énergiquement dans les cas graves, pour obtenir des succès complets et durables.

« En Italie comme en Orient, nous avons employé le perchlorure de fer liquide, normal (30 degrés à l'aréomètre de Beaumé), soit pur, soit plus ou moins allongé d'eau, suivant les indications à remplir et les effets à obtenir; mais plusieurs fois j'ai dû l'employer complétement pur contre la pourriture d'hôpital; toujours il a déterminé des douleurs vives, mais jamais aussi vives que dans les hôpitaux de Constantinople, où la pourriture d'hôpital causait des douleurs brûlantes beaucoup plus intenses que dans les hôpitaux de Turin, et sévissait sur des blessés beaucoup plus affaiblis et plus détériorés que ceux de l'armée d'Italie. »

EN RÉSUMÉ :

Depuis la découverte, par M. Pravaz, des propriétés coagulantes du perchlorure de fer sur le sang et les autres humeurs albumineuses de l'économie humaine, des faits en très-grand nombre recueillis dans tous les pays par la médecine et la chirurgie pratiques, ont définitivement classé ce médicament chimique parmi les agents les plus précieux de la thérapeutique. Toutefois, après avoir lu les travaux de M. le docteur Salleron et ceux de quelques-uns de ses collègues d'Orient et d'Italie, on reconnaît bien vite que l'application la plus heureuse qui a été faite jusqu'ici du perchlorure de fer, est bien certainement son emploi dans les hôpitaux et les ambulances militaires; soit comme hémostatique, pour suspendre les hémorrhagies, jusque sur le champ de bataille, avant d'enlever les blessés; soit comme modificateur des surfaces traumatiques, dans la pourriture d'hôpital et l'infection purulente, ces deux terribles complications des plaies par armes à feu, contre lesquelles la science, sauf l'emploi du fer rouge, était restée désarmée jusqu'ici.

L'honneur principal de cette heureuse application, qui, de l'armée française s'est répandue bientôt dans celles de toute l'Europe et de l'Amérique du Nord, où le perchlorure vient rendre de si grands services, doit revenir tout d'abord à M. le docteur Michel Lévy, par le bienveillant accueil qu'il s'empressa de faire à notre envoi de la liqueur Pravaz ; et, après lui, aux travaux cliniques, si savants, si prudents et si courageux tout à la fois, de l'honorable docteur Salleron, considéré par ses supérieurs hiérarchiques comme par ses inférieurs, comme l'un des hommes les plus éminents de la chirurgie militaire française.

BURIN DU BUISSON.

Paris, ce 1er juin 1866.

PARIS. — IMPRIMERIE VICTOR GOUPY, RUE GARANCIÈRE, 5.

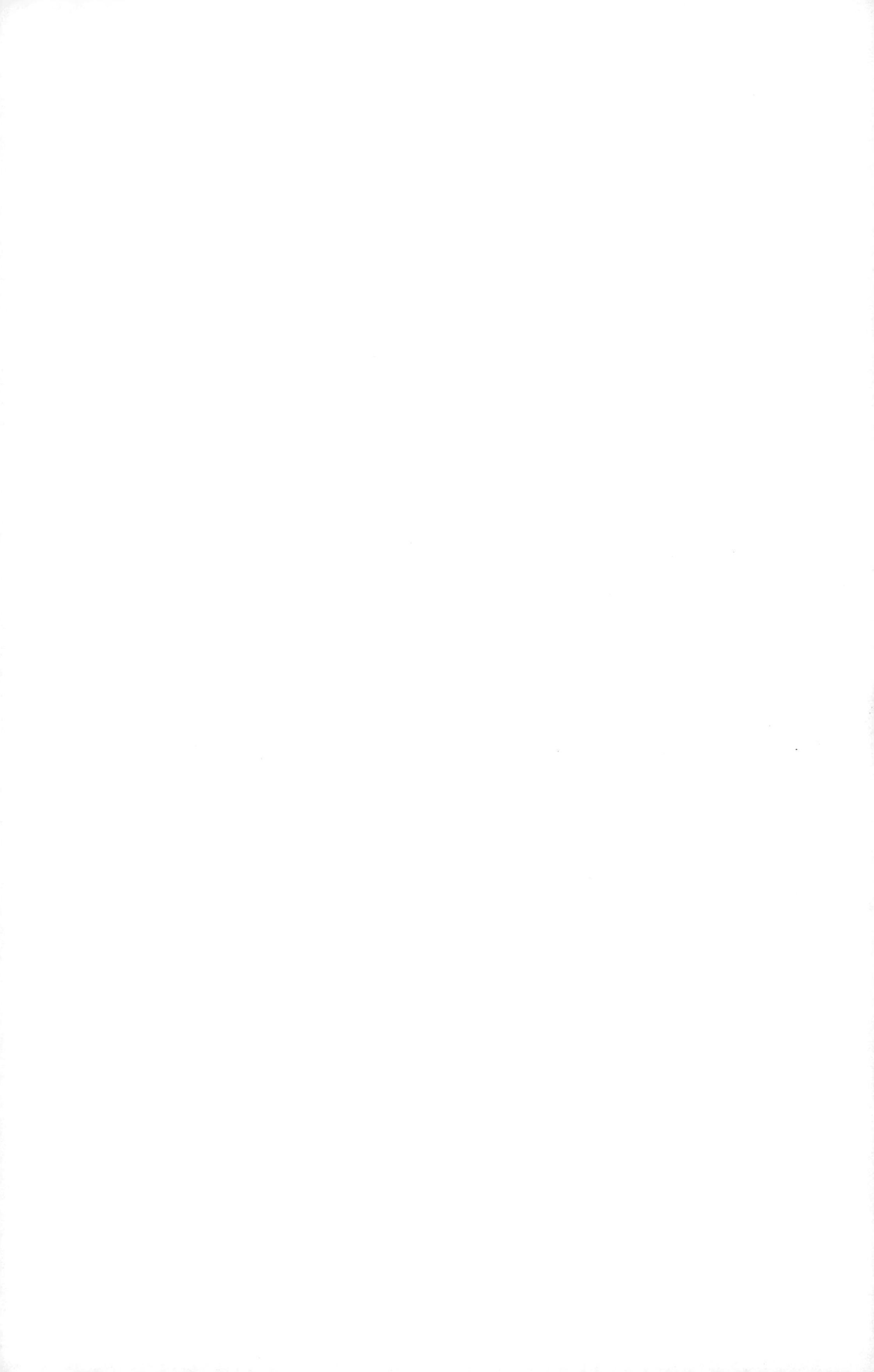

www.ingramcontent.com/pod-product-compliance
Ingram Content Group UK Ltd.
Pitfield, Milton Keynes, MK11 3LW, UK
UKHW020323220726
13923UKWH00003B/1330